Kliniktaschenbücher

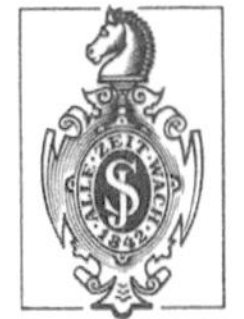

Wolf Dieter Schäfer

Strabismus in der Praxis

Untersuchungstechnik
und Behandlungsablauf

Mit einem Geleitwort von
Prof. Dr. Dr. h. c. W. Leydhecker,
Direktor der Univ.-Augenklinik Würzburg

Mit 37 Abbildungen

Springer-Verlag
Berlin Heidelberg New York 1976

Priv. Doz. Dr. Wolf Dieter Schäfer
Universitätsklinik und Poliklinik für
Augenkranke
Kopfklinikum Würzburg
Josef-Schneider-Straße 11
8700 Würzburg

ISBN-13: 978-3-540-07782-4   e-ISBN-13: 978-3-642-66413-7
DOI: 10.1007/978-3-642-66413-7

Library of Congress Cataloging in Publication Data
Schäfer, Wolf Dieter, 1938 – Strabismus in der Praxis. (Kliniktaschenbücher) Bibliography:
p. Includes index. 1. Strabismus. I. Title. RE771.S3 617.7'62 76-20473

Satz- u. Bindearbeiten: Appl, Wemding. Druck: aprinta Wemding

Geleitwort

Herr SCHÄFER leitet seit Jahren die Sehschule der Würzburger Universitäts-Augenklinik nach Gesichtspunkten, die sich nicht einseitig an bestimmten Schulen orientieren, sondern die pragmatisch die Vorzüge verschiedener Lehren mit eigenen Erfahrungen vereinen. Vor zwei Jahren organisierte er die 11. Würzburger Fortbildungstagung für Augenärzte, die ganz dem Strabismus galt. Das große Interesse, das diese Tagung fand, veranlaßte mich, ihm zur zusammenfassenden Veröffentlichung der an unserer Klinik üblichen Methoden der Schielbehandlung zu raten. Der Leser wird in diesem Buche keine neue „Schule" mit spektakulären Grundsätzen oder gewollt neuer Terminologie finden, sondern einen bewährten und gangbaren Weg gezeigt bekommen, wie man Schielkinder behandeln kann. Die Kenntnisse hierüber sind immer noch ungenügend verbreitet. Die einfache, leicht verständliche Schilderung und die klare Gliederung dieses Buches mögen dem klinischen Assistenten bei der Facharztausbildung, auch dem vielbeschäftigten, niedergelassenen Arzt und schließlich der Orthoptistin das Lesen und Lernen erleichtern.

Ich freue mich, daß damit neben meinem Buch „Glaukom in der Praxis" ein weiterer Band aus unserer Klinik in der Reihe der Kliniktaschenbücher des Springer-Verlages erscheint.

W. LEYDHECKER

Vorwort

Mit diesem Buch möchte ich dem Augenarzt während der Ausbildung und in der Praxis eine Anleitung geben, um ihm die Behandlung von Schielpatienten zu erleichtern. Ich hoffe, daß auch die Orthoptistin in ihrer Ausbildungszeit nützliche Hinweise findet. Es wurde bewußt auf diagnostische Einzelheiten und auf die Beschreibung spezieller Schielformen verzichtet. Die Therapie, wie sie an unserer Klinik angewendet wird, wurde dafür ausführlich dargestellt. Um den Text möglichst übersichtlich zu halten, habe ich auf eine akademische Diskussion der verschiedenen Behandlungsverfahren verzichtet und Autoren nur gelegentlich zitiert. Für eine ausführliche Darstellung zum Thema Strabismus sei deshalb auf das Buch von Krüger verwiesen.

Manche Kollegen beherrschen die Diagnostik des Strabismus nur mangelhaft und denken bei der Therapie nur an Brille und Operation. Dieses Buch stellt eine Aufforderung dar, die Kenntnisse auf dem Gebiet des Begleitschielens zu vertiefen. Allen Interessierten empfehle ich, ihre erworbenen Kenntnisse durch Hospitieren in einer Sehschule zu vertiefen.

In diesem Buch ist, wenn von Schielen oder Strabismus die Rede ist, immer das convergente Begleitschielen gemeint. Heterophorien, Höhenschielen, Strabismus divergens und Parsen werden jeweils besonders erwähnt. – Im Text nicht erklärte Fachausdrücke werden in einem Glossar am Schluß des Buches definiert.

Für seine freundliche Unterstützung und für viele wertvolle Anregungen danke ich Herrn Prof. Dr. Dr. h. c. W. LEYD-HECKER, Direktor der Univ.-Augenklinik Würzburg. Herrn Augenarzt Dr. G. GEIB und den Orthoptistinnen Mrs. B. SANC=TUARY-THOENE im Frl. B. SCHULTE danke ich für ausgezeichnete Mitarbeit. Die Mühen das Manuskript zu schreiben teilten sich Frl. K. BARDORF und Frl. SEIBERT.

Besonderen Dank schulde ich meiner Frau.

Würzburg, Mai 1976   W. D. SCHÄFER

Inhaltsverzeichnis

1. Entwicklung des mon- und binokularen Sehens

Die anatomische Ausbildung des menschlichen Auges und die physiologische Zusammenarbeit beider Augen ist mit der Geburt nicht abgeschlossen, sondern bis zum 8. Lebensjahr in voller Entwicklung. Die physiologische Hyperopie schwindet sogar erst im Pubertätsalter. Doch dieser Rückgang der physiologischen Hyperopie ist umstritten. Da fast keine Reihenuntersuchungen über die Sinnesphysiologie der ersten Lebensjahre vorliegen, sind verschiedene der folgenden Angaben noch nicht völlig geklärt.

Bei der Geburt nimmt das Auge nur hell und dunkel wahr, da die Netzhaut, besonders die Fovea centralis noch nicht voll ausgebildet ist. Erst *mit dem 3. Monat* bekommt die Fovea ein funktionelles Übergewicht gegenüber der Netzhautperipherie; in dieser Zeit setzt auch der *Fixationsreflex* ein. Die Bulbuslänge beträgt zu dieser Zeit 75% der des Erwachsenen. Es besteht eine *Hyperopie.* Ebenso entwickelt sich in den ersten Lebensmonaten der *Pupillenlichtreflex* und die *Vergenzreflexe.*

Der Ziliarmuskel soll im 3. Lebensjahr voll ausgebildet sein. Ab dann spielt die Akkommodation eine Rolle, es entwickelt sich das *Zusammenspiel zwischen Akkommodation und Konvergenz,* das durch die Fusion kontrolliert und harmonisiert wird. Bis zum *8. Lebensjahr* ist die *Fusion gefestigt.* Zur gleichen Zeit gilt die Entwicklung des Binokularsehens als abgeschlossen.

An der Zunahme der Sehschärfe läßt sich die physiologische mon- und binokulare Entwicklung gut ablesen. Kurz nach der Geburt werden nur Handbewegungen erkannt. Es wird allgemein angenommen, daß bis zum Ende des ersten Lebensjahres die Sehschärfe bei 0,1 liegt. Über die weitere Entwicklung bestehen Meinungsverschiedenheiten. Eine ausführliche Untersuchung von OPPEL ergibt – bei großer Streubreite in den einzelnen Jahrgängen – eine Sehschärfe von 0, 4 Ende

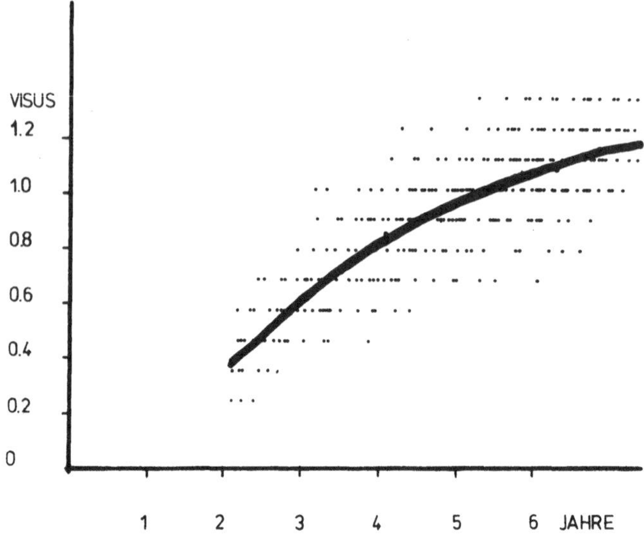

Abb. 1. Entwicklung der Sehschärfe in den ersten Lebensjahren (modifiziert nach OPPEL). Auf die breite Streuung der Ergebnisse in den Altersgruppen wird aufmerksam gemacht

des 2. Lebensjahres, von 0,75 am Ende des 3. Lebensjahres und von 1,0 am Ende des 4. Lebensjahres. Auch danach steigt die Sehschärfe weiter an bis über 1,2 (Abb. 1).

Die verschiedenen okulären und zentralen Reflexe sind bis zum 2. Lebensjahr plastisch, also gut beeinflußbar. Vom 2. Lebensjahr an nimmt diese Plastizität ständig ab, das System wird starrer, aber auch gefestigter. *Bis zum 8. Lebensjahr* sind alle *Reflexe weitgehend fixiert.* Der *Schielbeginn* liegt meist in der Zeit, in der sich die Reflexe noch entwickeln und das Binokularsehen noch nicht gefestigt ist. Die Aussagen über den Schielbeginn der Kinder variieren verständlicherweise, da sie sich auf die Angaben der Eltern stützen. Auch läßt sich durch einen Vergleich des Status bei der Erstuntersuchung mit dem wenig exakten Zeitplan der allgemeinen Entwicklung der Schielbeginn nicht auf einen Monat genau nachträglich festlegen. Im allgemeinen beginnt bei 50% der Patienten das Schielen bis zum Ende des ersten Lebensjahres, wobei angeborene Schielformen eingeschlossen sind. Bei weiteren 30–35% tritt Schielen bis zum Ende des 3. Lebensjahres auf. Das *Divergenzschielen* beginnt in der Regel später; das *paretische Schielen* ist entweder angeboren oder eine Erkrankung unabhängig vom Lebensalter.

2. Ursachen des Strabismus

Unter Strabismus versteht man den Zustand, bei dem die Sehachsen beider Augen beim gemeinsamen Sehakt nicht auf den gleichen fixierten Punkt gerichtet sind. Das Fixationsobjekt bildet sich im führenden Auge in der Fovea centralis, im schielenden Auge auf einer anderen Stelle der Netzhaut ab. Diese nicht foveale Stelle ist für das scharfe Sehen ungeeignet.

In diesem Zustand wird entweder das Bild des schielenden Auges unterdrückt (Suppression) oder es kann nicht unterdrückt werden (Diplopie).

Als *Ursache* des Schielens wird meist ein *mangelhaftes Fusionsvermögen* angenommen, das vererbt werden kann.

Der *Vererbungsmodus* für Strabismus oder für dieses mangelhafte Fusionsvermögen ist im allgemeinen multifaktoriell. Nach Untersuchungen von LANG wird der Mikrostrabismus und die Veranlagung der anomalen Korrespondenz in manchen Familien vererbt. Die fast immer im Kleinkindesalter bestehenden *Refraktionsanomalien* – Hyperopie und Astigmatismus – oder die seltener vorhandenen *Anisometropien* können, bei erblicher Disposition und bei mangelhaftem Fusionsvermögen den Strabismus auslösen. Als weitere Faktoren werden *perinatale Schäden* und *schwere Allgemeinerkrankungen* mit Fieberperioden genannt. Wahrscheinlich können diese Allgemeinerkrankungen nur ein latentes Schielen manifest werden lassen. Es ist aber bekannt, daß etwa 60% der Bevölkerung ein geringes bis starkes latentes Schielen hat.

Ein Augenverband im Kindesalter von wenigen Tagen, aber auch eine Orbitablutung oder Bulbusverletzung durch den Geburtsvorgang, können ein Schielen auslösen. Die *motorische Ruhelage* ist im Kindesalter die konvergente Stellung, wogegen sie beim Erwachsenen die Divergenz ist. Ein Retinoblastom wird demnach im Kindesalter einen

Strabismus convergens bewirken, eine Glaskörpereinblutung im Erwachsenenalter einen Strabismus divergens.

Paretische Ursachen des Strabismus werden immer wieder diskutiert. Häufig kommt ein Strabismus sursoadductorius vor (Höherstand des Auges bei Adduktion durch Überfunktion des Obliquus inferior oder Unterfunktion des Obliquus superior), der zum Beispiel durch eine Trochlearislähmung oder -schwäche verursacht sein könnte. Dagegen spricht aber, daß bei diesen Patienten postoperativ (nach Schwächung des Musculus obliquus inferior) fast immer eine normale Motilität in allen Blickrichtungen ohne Zwangshaltung feststellbar ist. Möglicherweise ist der Obliquus inferior durch seine günstigere Lage zur Sagittalachse des Auges auch gegenüber dem Obliquus superior im Vorteil.

Für die Praxis ergeben sich aus diesen Überlegungen wichtige *Schlußfolgerungen*:

1. Untersuchung der Geschwister oder der Kinder schielender Patienten.
2. Brillenkorrektur zum Ausgleich der Refraktionsanomalie bzw. Anisometropie.
3. Baldige Kontrolluntersuchung bei behandelten oder in Behandlung stehenden Schielkindern nach schweren Allgemeinerkrankungen und Aufklärung der Kinderärzte.
4. Genaue Untersuchungen und Kontrollen nach Geburtsverletzungen.

3. Sensorische Anpassungsmechanismen bei Strabismus

Der Schielbeginn trifft das Kind meist zu einem Zeitpunkt, in dem die normale ein- und beidäugige Entwicklung noch nicht abgeschlossen ist. Die Reflexe können noch beeinflußt werden; sie sind „plastisch". Die daraus entstehenden Folgen sind zum Teil sehr schwerwiegend, müssen aber als Anpassungsvorgänge an die pathologisch veränderte Augenlage verstanden werden. Es handelt sich bei den *monokularen Anpassungs- oder Folgeerscheinungen* eines frühkindlichen Strabismus um Suppression, Amblyopie, exzentrische Einstellung, exzentrische Fixation und den Verlust der normalen Projektion. Als *bino-*

4

kulare Folgen treten Konfusion, Diplopie, anomale retinale Korrespondenz, fehlende oder minderwertige Fusion und Stereopsis und als ein besonderes Krankheitsbild der Mikrostrabismus auf (Abb. 17).
Sofort mit Schielbeginn tritt *Diplopie* auf. Das führende Auge blickt geradeaus, das abweichende zur Seite. Beim Innenschielen wird ungekreuzte (homonyme) Diplopie und beim Außenschielen gekreuzte heteronyme) Diplopie bemerkt. Kurzfristig kann auch *Konfusion* wahrgenommen werden. Dabei werden zwei Objekte durch die noch normale Korrespondenz übereinanderliegend gesehen. Beide Erscheinungen werden von den Kindern entweder nur kurz bemerkt, meist aber gar nicht angegeben, da nun rasch *Suppression,* die Unterdrückung des Seheindruckes des abweichenden Auges, eintritt. Die weitere Folge einer Suppression ist die *Amblyopie.* Kommt es auch zum Verlust der am betroffenen Auge noch bestehenden zentralen Fixation, dann entwickelt sich bei noch intakter Projektion der Dinge im Raum im Verhältnis zur Netzhaut die *exzentrische Einstellung* und später bei Umwandlung der Projektion die *exzentrische Fixation.* Die Unterscheidung zwischen exzentrischer Einstellung und Fixation ist für die Pleoptik wichtig und bei kosmetischen Operationen von Bedeutung, im allgemeinen aber eher theoretischer Natur.
Rasch tritt bei unbehandeltem Schielen – umso schneller, je jünger das Kind ist – ein *Verlust der normalen Netzhautkorrespondenz* ein mit *falscher Projektion* der Dinge im Raum. Diese Umwandlung von der normalen über die disharmonische anomale zur harmonisch anomalen retinalen Korrespondenz erfolgt oft stufenweise. Bei vielen Schielpatienten – besonders bei großen Schielwinkeln – ist keine Korrespondenz feststellbar, da die Suppression zu stark ausgebildet ist. In diesen Fällen findet sich nach Behebung der Suppression häufig eine normale retinale Korrespondenz.

Beim *Horror fusionis* besteht ein zu starker Wettstreit zwischen beiden Foveae. Motorisch kann zwar eine Fusionsbewegung ausgeführt werden, sensorisch ist aber eine Verschmelzung von Seheindrücken nicht möglich. Deutlich wird dieses Phänomen bei Beobachtung des Fixationslichtes am Maddox-Kreuz mit unterschiedlichen Farbfiltern für beide Augen. Diese verschiedenfarbigen Lichter können nicht fusioniert werden. Häufig besteht in den Fällen mit Horror fusionis eine anomale Korrespondenz mit kleinem Schielwinkel. Ein Zusammenhang zwischen der Entstehung der anomalen Korrespondenz und dem Horror fusionis wird diskutiert. Therapeutisch haben sich in diesen Fällen Sichtokklusive verschiedener Dichte bewährt (Kap. 23.2.).

Die Anpassungs- und Umwandlungsvorgänge sind nur kurz geschildert worden und sie klingen zum Teil harmlos. Bedenkt man aber die Leseschwierigkeiten durch Trennstörungen, das Danebengreifen (past-pointing) in der Zeit der Umwandlung der exzentrischen Fixationsstelle zur Pseudofovea und die asthenopischen Beschwerden im Erwachsenenalter, so werden diese Störungen doch viel dramatischer.

4. Soziale und psychologische Bedeutung des Strabismus

5–6% der Gesamtbevölkerung schielt und es ist anzunehmen, daß dieser Prozentsatz in den nächsten Jahrzehnten noch steigen wird, da die Zahl der Behinderten relativ zunimmt. Viele dieser Patienten kommen zu spät oder überhaupt nicht in Behandlung. Daraus resultiert, daß *etwa die Hälfte der Schielpatienten amblyop* werden und bleiben, und daß sie damit im späteren Leben ganz erheblich beeinträchtigt sind. So erhalten sie nicht für jede Führerscheinklasse die Fahrerlaubnis und sind *für viele technische Berufe ungeeignet.* Falls ein Patient sein besseres Auge verliert, kann er zur Umschulung und zum Berufswechsel gezwungen sein. Diese Zusammenhänge sind jedem Augenarzt bekannt. Ähnlich schwerwiegende Probleme bestehen auch für Patienten mit Doppelbildern, die den Seheindruck eines Auges nicht supprimieren können (Kap. 31).
Oft leiden die Patienten unter der *psychischen Beeinträchtigung* durch die Schielstellung der Augen. Bei einem Gespräch schauen wir als erstes die Augen des Gegenüber an. Werden wir nicht von beiden Augen angesehen, so sind wir irritiert und werden unsicher. Dies gilt allerdings nur für größere Abweichungen, kleine Schielwinkel (bis etwa 10°) werden, besonders wenn sie hinter einer Brille versteckt sind, meist gar nicht bemerkt.
Probleme bestehen nicht nur beim unkorrigierten Strabismus, auch *während der Schieltherapie* kann es zu Schwierigkeiten kommen. Deshalb sollte diese Behandlung im wesentlichen bis zum Schulbeginn abgeschlossen sein. Im Kindergarten können unseren Patienten Schwierigkeiten erspart werden, wenn man die Kindergärtnerin genau informiert. Schielkinder in den ersten Schuljahren klagen meist nicht,

eher berichten die Eltern, daß das Kind wegen seines Schielens gehänselt wird. Wenn das Kind plötzlich eine Behandlung nicht mehr fortsetzen will, kann man ahnen, daß es zu Schwierigkeiten gekommen ist. Aus diesem Grunde ist auch die *Penalisation* (Kap. 25) im Schulalter so empfehlenswert.

Verhältnismäßig viele Patienten kommen im Pubertätsalter, aber auch nach dem 20. Lebensjahr zu uns. Sie wurden früher nicht behandelt oder standen in augenärztlicher Betreuung. In dem Alter, in dem junge Menschen Kontakt zueinander suchen oder in dem sie Fortschritte im Beruf machen wollen, bemerken diese Patienten die Beeinträchtigung durch die Schielstellung der Augen besonders deutlich. Diesen jungen Patienten kann man mit einer kosmetischen Schieloperation entscheidend helfen.

5. Einteilung des Strabismus und verschiedene Verlaufsformen

Zunächst muß man das *Begleitschielen* (Strabismus concomitans) vom *Lähmungsschielen* (Strabismus paralyticus oder incomitans) trennen. Bei dem Begleitschielen wird das führende Auge vom schielenden in jeder Blickrichtung „begleitet". Der Schielwinkel ist deshalb immer gleich groß. *Übergangsformen* bilden paretische Schielformen, die mit der Zeit concomitant werden und dann oft nicht vom Begleitschielen zu unterscheiden sind. Andererseits kann ein Strabismus concomitans durch einen überdosierten operativen Eingriff in ein paretisches Schielen umgewandelt werden. Weiterhin unterteilt man das *Begleitschielen* in den latenten, intermittierenden und manifesten Strabismus. Alle drei Arten können wiederum in eine konvergente, eine divergente und eine vertikale Form unterteilt werden. In Kapitel 30 wird die Einteilung des latenten Strabismus besprochen.

Der manifeste und der intermittierende Strabismus divergens werden in Kapitel 29 besprochen. Die Unterteilung des manifesten Strabismus convergens erfolgt in eine horizontale Abweichung und in eine kombiniert, horizontal-vertikale Abweichung (Kap. 17.2.). Weiterhin unterscheiden wir nach der Führung einen streng monolateralen von einem frei alternierenden Strabismus. Nach dem Grad der Winkelverminderung durch eine hyperope Brillenkorrektur unterscheidet man den rein, den vorwiegend, den partiell und den nicht akkommodativen Strabismus convergens.

Beim *intermittierenden Strabismus* unterscheidet man bei der seltenen konvergenten Form den Typ Konvergenzexzeß (Abweichung in der Nähe größer) oder Divergenzschwäche (Abweichung in der Ferne größer), bei der divergenten Form den Typ Konvergenzschwäche (Abweichung in der Nähe größer) oder Divergenzexzeß (Abweichung in der Ferne größer). Isolierte *vertikale Abweichungen* sind selten. Meist zusammen mit einem horizontalen Strabismus bestehen manifeste Vertikaldifferenzen oder phorische Höhenabweichungen, die unter der Okklusion zunehmen und Kombinationen beider Formen.

Diese Einteilung ist sicher unvollständig. Sie ist nur als kurze Orientierung gedacht, die die Eingliederung der betreuten Patienten in die verschiedenen Gruppen erleichtern soll.

Der **congenitale Strabismus** hat eine ungünstige Prognose. Das Schielen besteht seit Geburt oder wird in den ersten Lebensmonaten festgestellt. Das Kind hat einen großen konvergenten Winkel und kann manchmal auch nach längerer Okklusion nicht abduzieren. Differentialdiagnostisch muß dieses Krankheitsbild zur beidseitigen *Abducensparese*, dem *Strabismus fixus* mit fibröser Umwandlung der beiden Recti interni und zum *Nystagmusblockierungssyndrom* abgegrenzt werden. In all diesen Fällen sind ausgiebige Schieloperationen an beiden Augen (event. mit Fadenoperation) zu empfehlen (Kap. 28.1.). Bei den Kindern mit congenitalem Strabismus bestehen häufig auch noch andere *Mißbildungen* wie etwa Facialisparesen oder Lidmißbildungen. Vertikaldifferenzen – meist starke Sursoadduktion – aber auch Kopfzwangshaltungen sind häufig. Wegen der extremen Konvergenzstellung kommt es auch trotz Okklusion vor, daß die linke Hälfte des Gesamtblickfeldes vom rechten Auge und die rechte Hälfte vom linken Auge angesehen wird, also eine Art *„gekreuzte Umweltbetrachtung"*.

Die verschiedenen Formen des **akkommodativen Strabismus** treten etwa ab dem 1. Lebensjahr auf. Der Schielwinkel ist zunächst nicht groß, kann aber mit der Zeit ganz erheblich zunehmen. Beim Abdecktest, besonders in der Nähe, entsteht bereits der Verdacht auf einen

Strabismus dieses Typs, da der Schielwinkel je nach Akkommodationsanspannung unterschiedlich groß ist. Nach der Refraktionsbestimmung und Brillenverordnung ist der Schielwinkel entweder voll oder teilweise korrigiert. Dementsprechend unterscheidet man den rein, den vorwiegend und den partiell akkommodativen Strabismus. Bei diesen Patienten tritt häufig ein Konvergenzexzeß auf, der mit Bifokalbrille (Kap. 24.2.) behandelt werden kann. Dabei verstehen wir unter einem Konvergenzexzeß einen überschießenden Schielwinkel in der Nähe von mehr als 10 pdpt. Bei richtiger Therapie ist die Prognose bei diesen Formen meist günstig.

Nicht sehr häufig ist ein Strabismus mit dem sogenannten **„Phänomen des blinden Fleckes"** (blind spot). Dabei werden die störenden Doppelbilder im schielenden Auge soweit verschoben, daß sie genau auf die Papille fallen. Es resultiert daraus ein Schielen, je nach anatomischen Verhältnissen, zwischen $12°$ und $18°$. Ein Vertikalprisma geringer Stärke und ein Rotglas vor ein Auge gehalten, ergeben Diplopie. Zwar ist das echte Phänomen selten, Schielwinkel in der Größe von $15°$ sind aber sehr häufig.

Der **Mikrostrabismus** wurde von LANG als eigenes Krankheitsbild genau beschrieben und abgegrenzt. Es liegt ein kosmetisch nicht störender *Schielwinkel unter 5°* vor mit *harmonischer anomaler retinaler Korrespondenz und grobem Binokularsehen* (geringe Fusionsbreite und Stereopsis). Auch besteht meist *Suppression* im Schielauge, das gering oder stärker amblyop ist, wobei die Fixation meist parazentral liegt. Der Mikrostrabismus bzw. die anomale retinale Korrespondenz scheint in manchen Fällen vererbt zu sein. Der kleine Schielwinkel kann primär bestehen oder er kann sich nach Brillenverordnung oder Operationen entwickeln. Häufig bestehen auch *Anisometropien.*
Der sehr kleine Schielwinkel entzieht sich leicht einer oberflächlichen Untersuchung und ist therapeutisch schwer anzugehen. Das *Hauptziel der Therapie* ist deshalb die *Behandlung der Amblyopie* des schielenden Auges.
Der **Strabismus acutus** ist selten und tritt meist im Schul- oder Erwachsenenalter auf. Dieses Krankheitsbild ist weitgehend identisch mit dem von LANG (1971) definierten **normosensorischen Spätschielen,** bei dem schon der Name die wesentlichen Characteristica nennt. Das Schielen beginnt langsam und ist besonders in der Nähe und bei Müdigkeit deutlich. Es kann aber auch plötzlich mit Schwindel, Erbrechen und Kopfschmerzen, etwa nach schweren psychischen Belastun-

gen oder nach Okklusionen wegen anderer Augenerkrankungen auftreten. Dadurch kommt es zur *Dekompensation bereits vorhandener Heterophorien* (meist Esophorien).

Es treten Doppelbilder auf ohne Nachweis einer Parese. Zur Besserung der zunächst nahe beieinanderliegenden und deshalb störenden Doppelbilder kommt es bald zur Winkelvergrößerung, da sich in diesem Alter auch keine Suppression mehr ausbildet. Die hyperope Vollkorrektur, gelegentlich mit einem Nahzusatz als Bifokalbrille, der Prismenausgleich des Schielwinkels und die baldige Operation sind die Therapie der Wahl. Da das beidäugige Sehen schon voll entwickelt war, ist die *Prognose sehr günstig.*

6. Pseudostrabismus und Winkel Gamma

Veränderungen an den Lidern, am Auge selbst, an der Stellung der beiden Orbitae zueinander und auch von der Norm abweichende Pupillardistanzen können einen Pseudostrabismus bewirken. Diese Fälle bereiten oft große Schwierigkeiten, da der Anblick einem manifesten Strabismus täuschend ähnlich sein kann.

Die häufigste Form des *Pseudostrabismus* ist die Pseudoesotropie infolge eines *Epicanthus,* also das scheinbare Innenschielen durch die Baby- oder Mongolenfalte. Die zunehmende Aufklärung der Haus- und Kinderärzte sowie der Eltern führt diese Patienten mit der Diagnose Innenschielen zum Augenarzt. Es wird dabei häufig angegeben, daß das Kind schon immer geschielt habe, und daß das Schielen beim Blick zur Seite besonders stark sei. Die Inspektion zeigt dann den für das kleine Kind typischen *breiten Nasenrücken* und die fast völlig fehlende Nasenwurzel. Dazu kommt häufig ein starker Epicanthus, also eine Hautfalte, die nasal vom Ober- zum Unterlid zieht und die Karunkel teilweise oder ganz verdeckt. Dieser Zustand bildet sich nur langsam zurück und ist in vielen Fällen noch nach dem 4. Lebensjahr vorhanden. Man soll deshalb mit Aussagen über das Verschwinden des Epicanthus vorsichtig sein. Der Eindruck des Innenschielens entsteht, weil nasal nur wenig von der weißen Sklera sichtbar wird, was besonders beim Blick zur Seite deutlich ist. Ein nur einseitig vorhan-

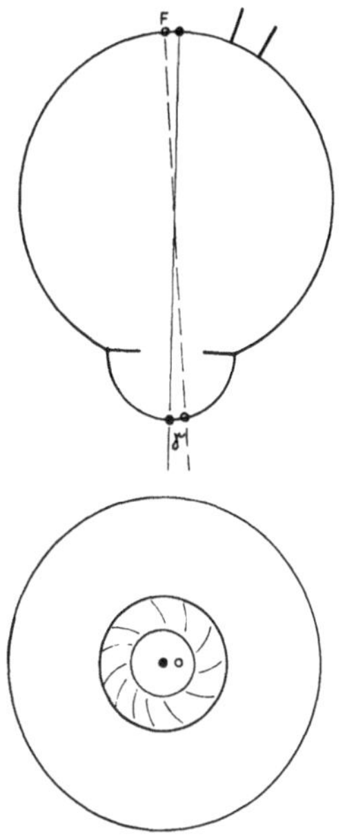

Abb. 2. Winkel Gamma. Der Winkel entsteht zwischen der optischen Achse (Punkte) und der Blicklinie (Ringe). F = Fovea centralis

dender Epicanthus verstärkt den Eindruck des Innenschielens. *Sehr verwirrend ist die Kombination von ausgeprägtem Epicanthus mit echtem Strabismus.*

Gesichtsasymmetrien können eine Pseudoesotropie, meist aber eine Pseudoexotropie oder Pseudovertikaldifferenzen (Hyper- oder Hypotropie) vortäuschen. Auch ein Exophthalmus und ein Hypertelorismus täuschen wegen der großen Pupillardistanz eine Exotropie vor. Eine Pseudovertikaldifferenz kann durch Anomalien der Lidstellung (Ptosis oder Ektropium) und durch Pupillendefekte wie Kolobome und Iridektomien hervorgerufen werden.

Sehr wichtig ist die Bestimmung des *Winkel Gamma,* besonders vor operativen Eingriffen.

Der Winkel Gamma ist der Winkel, der sich zwischen der optischen Achse und der Blicklinie des Auges bildet. Zwischen den verschiedenen Achsen des Auges entstehen die Winkel Alpha, Gamma, und Kappa. Von klinischer Bedeutung ist nur der Winkel Gamma (Abb. 2). Es wird damit die Differenz zwischen der optischen Achse und der vom Patienten benutzten Blicklinie in Winkelgraden ausgedrückt. Ist diese Blicklinie an der Pupille nach nasal verschoben, dann spricht man von einem positiven Winkel Gamma, ist sie nach temporal verschoben, dann liegt ein negativer Winkel Gamma vor. *Physiologisch* ist bei Emmetropie ein *positiver Winkel Gamma von etwa 5°*. Ein negativer Winkel Gamma täuscht eine Pseudoesotropie, ein positiver eine Pseudoexotropie vor. Die Bestimmung dieses Winkels ist wichtig, wenn der Schielwinkel nicht mit dem Prismenabdecktest gemessen wurde, sondern mit der Hirschbergmethode, am Maddox-Kreuz in 1 Meter Entfernung oder mit dem Prismenlichtreflextest.

Die *Messung* des Winkels Gamma erfolgt *am Maddox-Kreuz* in 1 Meter Entfernung oder am Synoptophor jeweils *monokular*.
Das untersuchte Auge wird soweit mit einem Fixationsobjekt abgelenkt, bis der Lichtreflex des Maddox-Lichtes genau in der Mitte der Hornhaut liegt. Die Stelle, an der sich dann das Fixationsobjekt am Maddox-Kreuz befindet, gibt die Größe des Winkel Gamma (kleine Zahlen des Maddox-Kreuzes) an. *Am Synoptophor* wird ein Diapositiv mit Zahlen oder Tieren benutzt, die auf einer horizontalen Linie im Abstand von 1° angebracht sind. Der Patient wird aufgefordert, vom Zentrum aus langsam Zahl für Zahl oder Tier für Tier nach innen oder außen zu sehen, bis man die Zentrierung des Lichtreflexes auf der Cornea beobachten kann. Die in diesem Moment betrachtete Zahl bzw. das Tier ergeben den gesuchten Winkel.

7. Nystagmus

Das Krankheitsbild des Augenzitterns oder Nystagmus gehört strenggenommen nicht zum Begleitschielen. Da aber beide Erkrankungen gelegentlich zusammen vorkommen, wird dieses Thema hier aufgenommen. Heute wird mehr als früher auf einen Nystagmus geachtet, da ein differenziertes therapeutisches Vorgehen möglich geworden ist. – Die Übergänge von einer normalen Fixation bis hin zum manifesten Nystagmus sind fließend. Gelegentlich stellt man nur bei der Fixationsprüfung nystagmische Fixationsbewegungen fest. Häufiger sind Formen, bei denen in den Endstellungen ein Nystagmus besteht. In beiden Fällen kann sowohl mon- als auch binokular für Ferne und Nähe volle Sehschärfe angegeben werden.

Man unterscheidet den *manifesten,* immer vorhandenen Nystagmus vom *latenten* Nystagmus, der nur beim Abdecken eines Auges auftritt. Außerdem unterscheidet man beim Nystagmus die *Frequenz* und die

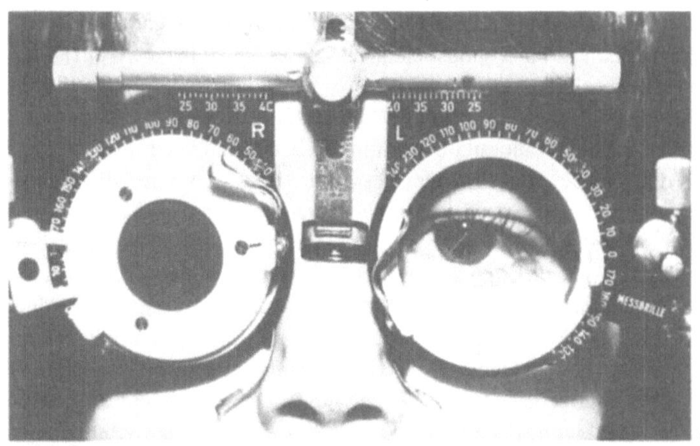

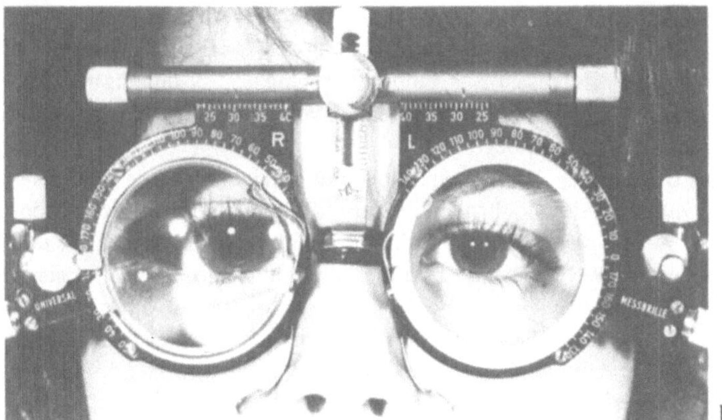

Abb. 3 a u. b. Sehschärfenprüfung. (a) Bei Patienten ohne Nystagmus: Das nicht untersuchte Auge wird mit einem Okkludor verdeckt. (b) Bei Patienten mit Nystagmus: „Vernebelung" durch ein Glas von + 17,0 dpt

Amplitude, also die Geschwindigkeit und das Ausmaß der Ausschläge. Bei der **Untersuchung** des Nystagmus ist außer der üblichen Schieluntersuchung eine erweiterte Visusprüfung, eine ausführliche Motilitätsprüfung, eine genaue Analyse der Kopfhaltung und die Suche nach einem möglicherweise wechselnden Schielwinkel nötig. – Die *Visusprüfung* erfolgt für Ferne und Nähe mon- und binokular. Der mono-

kulare Visus wird durch „Vernebelung" eines Auges, und zwar durch
Vorsatz eines hohen sphärischen Plusglases (+ 10 bis + 20 dpt) oder
eines Sichtokklusives geprüft (Abb. 3). Häufig zeigt sich, daß der
„Vernebelungsvisus" wesentlich besser ist als der Okklusionsvisus.
Oft ist auch der binokulare Visus in der Ferne und in der Nähe besser
als der monokulare Visus des besseren Auges, wenn der Nystagmus
monokular zunimmt. Bei der *Untersuchung der Motilität* beurteilt
man, in welcher Blickrichtung der Nystagmus am ruhigsten und in
welcher er am stärksten ausgeprägt ist. Dann erfolgt die *Untersuchung
der Kopfhaltung.* Man läßt den Patienten in der Ferne und in der Nähe
Sehzeichen lesen gerade in der Größe, die an der Grenze seiner
Sehschärfe liegen. Dabei wird genau die Haltung des Kopfes beobachtet. Wir unterscheiden die Drehung des Kopfes nach rechts und nach
links, die Neigung des Kopfes auf die rechte und die linke Schulter und
das Anheben oder das Senken des Gesichtes. Die Ergebnisse der
Motilitätsprüfung und die Untersuchung der Kopfhaltung decken sich
fast immer. Zeigt sich z. B. eine Beruhigung des Nystagmus bei Blick
nach rechts, dann wird wahrscheinlich von dem Patienten eine Kopfdrehung nach links bevorzugt.

Die **Behandlung** des Nystagmus beginnt mit der korrekten *Brillenverordnung,* um die Möglichkeit der Visusverbesserung voll auszuschöp-
fen. Wegen der unruhigen Fixation bereitet aber die subjektive und
die objektive Refraktionsbestimmung erhebliche Schwierigkeiten.
Die *Verordnung von weichen Kontaktlinsen* hat sich als günstig erwie-
sen. Sklerale weiche Kontaktlinsen folgen bei allen Bewegungen des
Auges, so daß eine bessere Sehschärfe erreicht wird, als sie mit der
Brillenverordnung möglich ist.

Von CÜPPERS wurde 1973 (a) die *Fadenoperation* angegeben, die sehr
erfolgversprechend ist. (Abb. 4). Dabei werden die geraden Augenmuskeln weit hinter dem Äquator am Bulbus fixiert und so die Abroll-
strecken verändert. Damit entsteht ein zweiter Muskelansatz und eine
Schwächung des Muskels in seiner Hauptwirkungsrichtung. Aus der
Gegenrichtung kann das Auge aber ungehindert in die Primärstellung
bewegt werden. Eine *Indikation* zur Fadenoperation besteht besonders beim erworbenen Nystagmus, bei Paresen und bei nicht akkommodativem Konvergenzexceß.

Der **latente Nystagmus** ist binokular nicht sichtbar. Nur wenn man ein
Auge okkludiert, wird der Nystagmus manifest. Da es keine ursäch-

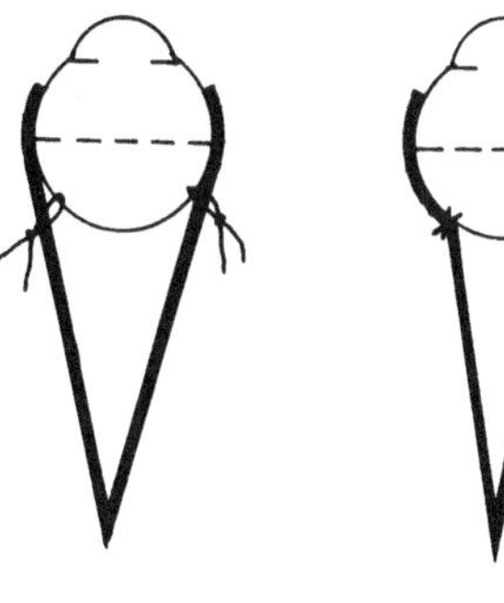

Abb. 4. Prinzip der Fadenoperation nach CÜPPERS. Ein oder mehrere Muskeln werden ca. 12–16 mm hinter ihrem Ansatz an der Sklera fixiert

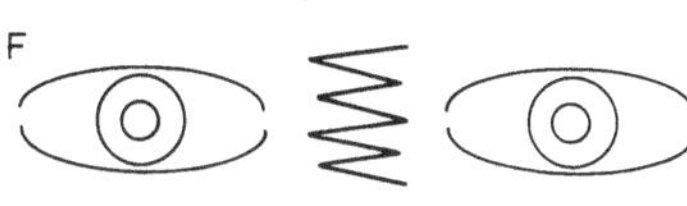

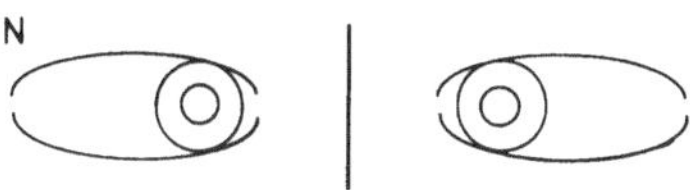

Abb. 5. Nystagmusblockierung bei Nahimplus. Oben: Blick in die Ferne: deutlicher Nystagmus, Visus ca. 0,3; Unten: Blick in die Nähe: Nystagmusberuhigung, Visus ca. 1,0

liche Therapie gibt, beschränkt man sich darauf zu verhindern, daß der Nystagmus durch therapeutische Maßnahmen manifest wird.

Bei den Fällen von latentem Nystagmus dürfen Augenverbände wegen anderer Augenerkrankungen *nicht lange gegeben werden*. Der latente Nystagmus ist häufig mit einem Strabismus kombiniert. Die übliche Okklusionstherapie mit Pflaster oder einem Okkludor darf nicht verordnet werden, da durch den fehlenden binokularen Seheindruck der Nystagmus manifest wird. Mit *Sichtokklusiven* wird die Sehschärfe zwar reduziert, aber nur so weit, daß der Nystagmus nicht manifest wird.

Eine andere Behandlungsart bei Strabismus und latentem Nystagmus ist die *Penalisation* (Kap. 25). Dabei wird ebenfalls der binokulare Eindruck nicht völlig aufgehoben. Die Penalisation wendet man auch zur Behandlung oder zur Prophylaxe einer Amblyopie an, wenn bei Strabismus ein manifester Nystagmus besteht, aber nur, wenn Amplitude und Frequenz des Nystagmus nach der Okklusion zunimmt. Bleiben diese unbeeinflußt, dann muß okkludiert werden.

Das **Nystagmusblockierungssyndrom** wird im frühen Kindesalter durch eine starke Konvergenz sichtbar, wobei eine Überaktion der beiden Recti interni den Nystagmus ausschaltet (blockiert). Klinisch wird so der Eindruck einer beidseitigen Abducensparese oder einer Strangfixation (Kap. 5) hervorgerufen. Es kann durch die oben genannten Untersuchungen schwer diagnostiziert werden. Nach ADEL= STEIN und CÜPPERS (1966) wird beim Kleinkind die *Diagnose des Nystagmusblockierungssyndroms* am einfachsten *in Maskennarkose* gestellt. Zu Anfang und zu Ende der Narkose treten seitliche Blickbewegungen auf, und in tiefer Narkose besteht eine deutliche Divergenz beider Augen. Während des Aufwachens wird ein ausgeprägter Nystagmus sichtbar, der aber beim völligen Wachsein wieder in Konvergenz blockiert ist. *In der Narkose können auch die anderen beiden Diagnosen abgeklärt werden.* Bei freier Motilität – geprüft mit Pinzettenzug an der limbusnahen Conjunctiva – besteht wahrscheinlich eine Abducensparese. Beim seltenen *Strabismus fixus* besteht je nach Muskelbefall in mehreren Blickrichtungen keine passive Beweglichkeit.

Man sollte Kinder, bei denen der Verdacht auf eine *Abducensparese* besteht, erst einige Tage bis Wochen probeokkludieren, da danach häufig eine Abduktion möglich geworden ist.

Bei Verdacht auf eine **Nystagmusblockierung bei Nahimpuls** läßt sich die Diagnose allein durch die Inspektion und durch die Visusprüfung für Ferne und Nähe stellen. Es besteht ein binokularer Fernvisus von etwa 0,3–0,4, dagegen ein binokularer Nahvisus von 1,0. Dementsprechend ist der Nystagmus für die Ferne grobschlägig und schnell, in der Nähe aber blockiert (Abb. 5). Erreicht man durch Prismen Basis außen eine Beruhigung des Nystagmus auch für die Ferne, dann kann man – nach vorheriger ausgiebiger Fusions- und Konvergenzschulung – eine beidseitige Rücklagerung des Internus vornehmen.

Nicht selten findet man beim Nystagmus extreme **Kopfzwangshaltungen.** Entweder ist der Nystagmus in der Zwangshaltung völlig blokkiert oder die Frequenz und die Amplitude der Ausschläge ist wesentlich günstiger als bei anderen Kopfhaltungen. Da die Kinder von ihren Eltern ermahnt werden, den Kopf gerade zu halten, tun sie dieses häufig auch während der ärztlichen Untersuchung. Wenn wir bei der

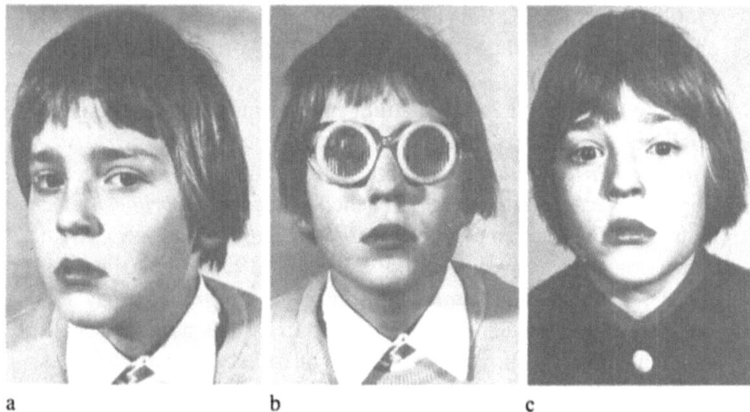

Abb. 6 a–c. Blickrichtungsabhängiger Nystagmus bei einem 12 jährigen Jungen. (a) Zwangshaltung mit Kopfdrehung nach rechts. (b) Ausgleich der Zwangshaltung durch Prismen (rechts 35 pdpt Basis außen, links 35 pdpt Basis innen). (c) Zustand 14 Tage nach der Operation an beiden Augen

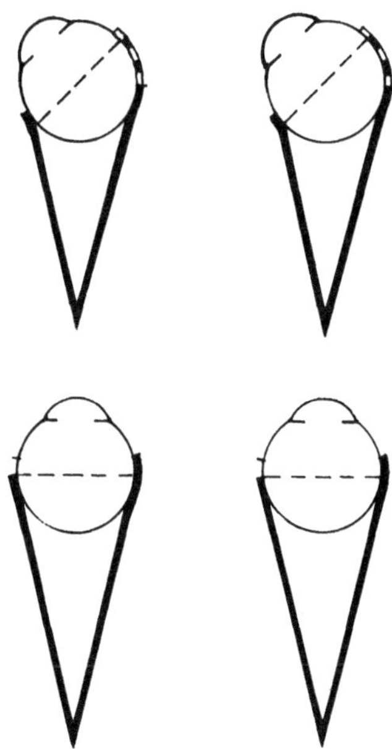

Abb. 7. Prinzip der Blickrichtungsverlagerung bei Nystagmus (oben vor, unten nach der Operation) In diesem Bild wird eine Resektion der jeweils rechtsliegenden Muskeln und eine Rücklagerung der jeweils linksliegenden Muskeln gezeigt

Motilitätsprüfung feststellen, daß bei einer seitlichen Blickwendung eine Nystagmusberuhigung oder -blockierung vorliegt, dann sollte bei der Visusprüfung der Kopf des Kindes in diese Haltung gedreht und auch die Eltern nach Zwangshaltungen des Kindes gefragt werden.

Da *durch die Zwangshaltung Veränderungen an der Halswirbelsäule und der Halsmuskulatur* hervorgerufen werden und die Patienten wegen dieser Haltung unter erheblichen *psychischen Störungen* leiden können, sollte man eine *operative Blickrichtungsverlagerung,* wie sie von ANDERSON und von KESTENBAUM (beide 1953) angegeben wurden, vornehmen. Wie beim Strabismus wird ein *präoperativer Prismenausgleich* angewendet. Dabei wird durch Basis parallel gestellte Prismen versucht, die Zwangshaltung aufzuheben (Abb. 6). *Basis parallel* heißt, daß die Basis der Prismen in die gleiche Richtung weist. Zum Beispiel wird an einem Auge ein Prisma Basis temporal und am anderen Auge ein Prisma Basis nasal angebracht. Man nimmt die Prismenstärke, bei der keine Zwangshaltung mehr besteht. Ohne gleichzeitigen Strabismus ist die Prismenstärke vor beiden Augen gleich. Bei Strabismus wird die Abweichung mit eingerechnet. Eventuell ist sogar nur ein Prisma nötig.

Das *operative Vorgehen* erfolgt meist in zwei Terminen, kann aber nach unseren Erfahrungen auch in einem ausgeführt werden. Es wird bei der Operation sehr großzügig vorgegangen. Man muß sich den Eingriff als eine Operation gegen Strabismus convergens und eine andere Operation gegen Divergenzschielen vorstellen. Besteht z. B. bei einer Kopfdrehung nach rechts die ruhigste Phase des Nystagmus, dann würden bei Kopfgeradestand beide Augen beim Blick nach links ihre ruhigste Phase haben. Das rechte Auge stünde dann in Konvergenzstellung und das linke Auge in Divergenzstellung. Deshalb muß am rechten Auge eine Operation gegen Konvergenzschielen und am linken Auge eine Operation gegen Divergenzschielen vorgenommen werden (Abb. 7). *Beispiel:* Benötigt man präoperativ vor beiden Augen je 1 Prisma von 30 dpt Stärke (rechts Basis temporal, links Basis nasal), um die Zwangshaltung zu beseitigen, dann sollte man nach unseren Erfahrungen so dosieren, als ob man rechts einen Winkel von mindestens 30° Konvergenz und links einen Winkel von mindestens 30° Divergenz beheben wolle. Die bei Kapitel 28 angegebenen maximalen Dosierungen müssen häufig weit überschritten werden.

Da dies sehr eingreifende Operationen sind, sollte man den präoperativen Prismenausgleich längere Zeit tragen lassen. Die Kinder brauchen einige Zeit, bis sie die Zwangshaltung ablegen. Außerdem sollte man die *Operation* nicht zu früh – *nicht vor dem 6. Lebensjahr* – vornehmen, damit sich das Binokularsehen in der Zwangshaltung stabilisieren kann. So können postoperativ entstandene Abweichungen der Augenstellung besser kontrolliert werden.

8. Untersuchungsgeräte für Diagnostik und Therapie des Strabismus

Die einfache Schieluntersuchung ist an jedem Ort ohne technische Hilfsmittel möglich. Die Hand dient als Okkludor, eine Bleistiftspitze ist das Nahfixationsobjekt und die Hornhautlichtreflexe kann man durch eine Lichtquelle (Fenster, Lampe) erzeugen.

Für eine weitergehende Schieluntersuchung sind andere Hilfsmittel erforderlich. Wir setzen voraus, daß eine augenärztliche Einrichtung mit folgenden Gegenständen vorhanden ist: *Spaltlampe, Augenspiegel* für direkte und indirekte Ophthalmoskopie, *Probiergestell* und Brillenglaskasten oder Phoropter, *Sehzeichenprojektor* mit Kinderbildern, E-Zeichen und Zahlenreihen.

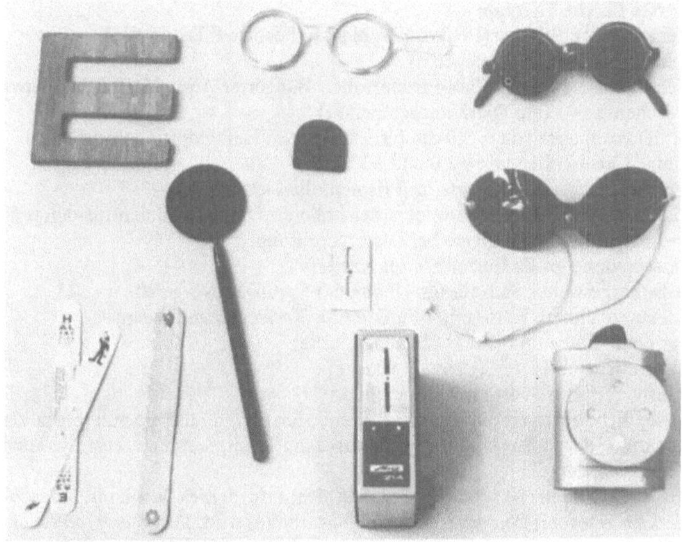

Abb. 8. Untersuchungsgeräte. Linke Reihe (von oben): E-Modell aus Holz, verschiedene Nahfixationsobjekte, daneben ein Okkludor. Mittlere Reihe: Bagolinibrille, Rotglas, Schablone für Blitzlichtgerät, Blitzlichtgerät mit Schablone (in der Mitte jeweils ein Fixierpunkt). Rechte Reihe: 2 verschiedene Rot-Grünbrillen für den Worthtest, Worthtestgerät für die Prüfung in der Nähe („Handworth")

Geräte für die Diagnostik (Abb. 8)
Okkludor
Nahfixationsobjekt (selbsthergestellt aus einem beklebten Mundspatel oder
Fixationsstäbchen von Clement Clark).
Maddox-Kreuz für 1 und 5 m Entfernung mit Fixierlicht.
Skiaskop oder Planspiegel mit Lampe für die Skiaskopie
Plus- und Minusskiaskopierleiste (−20 bis +20 dpt)
E-Modell aus Holz oder Plastik
Kinderlesetafel
Visuskop mit Sternchen auf grünem Untergrund
Modellstempel für den hinteren Augenpol
Taschenlampe
Bagolinibrille
Je eine Prismenleiste mit horizontaler und vertikaler Anordnung oder Einzel-
prismen
Je ein Worth-Test-Gerät für die Ferne und für die Nähe mit Rot-Grün-Brille
Elektronischer Lichtblitz mit selbsthergestellter Blende zur Nachbildprüfung.
Hellrot-Glas

Geräte für die Therapie
Verschiedene Pflaster (Leuko, Poroplast F, Porofix-Pflasterrolle)
Schielkapseln (Oculus, Sigetris)
Sichtokklusive (Leukoflex-Pflasterrolle, Bangerter Einschleichfolien etwa
zwischen 0,1–1,0 in Diarähmchen gefaßt)
Brillenvorhänger von −3,0 dpt bis +3,0 dpt in Halbdioptrienabstufungen
Einige Linsenfolien von +2,0 und +3,0 dpt
Größere Auswahl von Press-on-Prismenfolien jeder Stärke
Einige Wafer-Prismen, besonders der höheren Dioptrienzahlen für den prä-
operativen Winkelausgleich bei Diplopieprüfung
Verschiedene große Einzel-E's auf Karten
Selbsthergestellter Stab für die Übung der Sprungkonvergenz
Selbstgezeichnete Karte mit 7 Punkten für Konvergenzübungen.
Karte mit Katze und Haus (Clement Clarke)
Karte mit zwei Katzen (Clement Clarke)
Selbstgefertigter Worth mit Brille
Wesentlich teurer als die bis jetzt aufgeführten Geräte sind die nun folgenden
Apparate, deren Anschaffung sich nur dann lohnt, wenn sie auch wirklich
benutzt werden.
Ein *Refraktometer* ist sehr wichtig, aber nicht erforderlich, wenn mit *Skiasko-
pierleiste* oder mit Phoropterskiaskopie gearbeitet wird. Das *Synoptophor* er-
leichtert die Diagnostik und kann für verschiedene Übungen gut eingesetzt
werden. Sind pleoptische Schulungen geplant, so empfehlen wir die Anschaffung eines *Tischkoordinators* sowie des *Euthyskopes* mit Flackereinrichtung.
Das *Pleoptophor* ist zwar sehr empfehlenswert, wird aber wegen des hohen
Preises meist nur in großen Kliniken gekauft. Außerdem ist die Anschaffung
eines *Cheiroskopes* und eines oder mehrerer *Lesepulte* zu empfehlen (Kap.
27.4).

9. Allgemeines über Kinderuntersuchungen

Die Untersuchung von Schielkindern erfordert sehr viel Geduld und Zeit.

Bei allen Erstuntersuchungen und bei weiteren Kontrollen von kleinen und sehr ängstlichen Kindern oder Kindern, die kürzlich mit Ärzten anderer Fachgebiete zu tun hatten, erleichtert man sich die eigentliche Untersuchung, wenn man das Zutrauen der jungen Patienten gewinnt. Man sollte anfangs mit dem Kind spielen und dann bald zur eigentlichen Untersuchung übergehen. Wird das Kind ängstlich, setzt man einfach das Spiel weiter fort.

Kinder darf man nicht zu lange warten lassen, da man bei der Untersuchung auf ihre Mitarbeit angewiesen ist.

Zudem muß man berücksichtigen, daß man für wenige Befunde längere Zeit benötigt, und daß in einer Sitzung meist kein vollständiger Befund erhoben werden kann. Für eine Kinderuntersuchung sollte man immer eine längere Zeitspanne vorsehen. Dies bezieht sich nur auf den großen Schielstatus und auf die Grunduntersuchung (Kap. 10), nicht aber auf Verlaufskontollen während einer Okklusions- oder Prismenbehandlung. Bei Beginn einer Prismenbehandlung muß man mehrere kurze Termine im Laufe eines Vormittages oder Nachmittages einplanen (Kap. 26).

10. Grunduntersuchung bei Strabismus

Als Ausgangspunkt der Therapie wird eine Grunduntersuchung bei jedem neuen Patienten mit Strabismus vorgenommen. Diese *Grunduntersuchung erstreckt sich auf 3 Termine*, wobei zwischen der 1. und der 2. Untersuchung etwa ein Zeitraum von 1 Woche liegen sollte, zwischen der 2. und 3. Untersuchung kein längerer Zeitraum als 2–4 Wochen, damit bald mit der Behandlung begonnen werden kann.

Bei der **1. Untersuchung** stellt man die Weichen für das weitere Verhalten des Kindes, indem man die oben gegebenen Verhaltensmaßregeln beachtet (Kap. 9). Wir beginnen mit einer genauen *Ana-*

mnese und einer *kurzen Schieluntersuchung.* Dann folgt die Untersuchung der *vorderen Augenabschnitte,* die Prüfung der *Pupillenreaktionen* und die Einweisung für die Atropintropfenanwendung. Wir benutzen diese Erstuntersuchung auch, um die Eltern über die nun geplante langjährige Betreuung in kürzeren Abständen aufzuklären, wobei wir auch unser *Therapieschema* (Kap. 33) erläutern.

Bei der **2. Untersuchung** wird in Atropin-Cycloplegie die *Refraktionsbestimmung,* die Prüfung der *Fixation,* die Untersuchung des *Fundus* und die Durchleuchtung der *vorderen Augenabschnitte* vorgenommen. Bei der **3. Untersuchung** erfolgt dann der *ausführliche Schielstatus* mit der eventuell neu verordneten Brille. Das Gesagte bezieht sich auf Kinder im Vorschulalter. Bei Schulkindern oder bei bekannter Atropinüberempfindlichkeit können, bei entsprechender Mitarbeit, der 1. und der 2. Untersuchungstermin zusammengelegt werden.

Bei Erwachsenen kann die *Grunduntersuchung häufig in einem Termin* erfolgen. Nach dem ophthalmologischen Befund und dem vollständigen Schielstatus wird die Refraktion- und Fundusuntersuchung meist in Cyclopentolat-Cycloplegie vorgenommen. Falls eine Brillenneuverordnung erforderlich wird, muß nach einigen Tagen ein zweiter Befund mit neuer Brille erhoben werden.

11. Anamnese

Für eine ausführliche Anamnese sollte man sich genügend Zeit lassen. Man erhält so einen besseren Überblick über Schielform, Verlauf und die Prognose etwaiger Behandlungen. Die Auswahl der späteren Therapie wird dadurch erleichtert.

Wegen der erblichen Disposition fragen wir bei der Anamnese besonders nach Fällen von *Schielen, Schwachsichtigkeit oder Refraktionsanomalien in der Familie.* Weiterhin interessiert uns der *Schwangerschafts- und Geburtsverlauf,* früher durchgemachte *Allgemeinerkrankungen* des Kindes und besonders der *Schielbeginn,* die *Art* des Schielens und frühere *Behandlungen* (Kap. 26.5).

12. Ophthalmologischer Status

Der komplette ophthalmologische Status wird während des 1. und des
2. Teiles der Grunduntersuchung (Kap. 10) erhoben. Dabei können
die Fälle ausgeschlossen werden, bei denen der Strabismus durch eine
ein- oder doppelseitige Trübung der vorderen Augenabschnitte oder
eine Veränderung am Augenhintergrund entstanden ist. Manchmal ist
Schielen das erste für den Patienten sichtbare Zeichen einer *Linsen-
oder Hornhauttrübung,* eines *Retinoblastomes,* eines großen *Toxo-
plasmoseherdes* oder anderer *Mißbildungen am Augenhintergrund.*
In Fällen von Mißbildungen oder alten Entzündungsherden, aber auch
bei nicht totalen Trübungen der vorderen Augenabschnitte sollte man
pleoptische Behandlungen versuchen (ADELSTEIN 1973).
Auch während der Schielbehandlung wird mindestens einmal jährlich
der ophthalmologische Status erhoben. Bei erfolgloser pleoptischer
Therapie empfiehlt sich dies schon früher. Die Prüfung der Pupillenreaktionen darf beim 1. Teil der Grunduntersuchung und bei der
Untersuchung der Konvergenz nicht vergessen werden, um eine
Amaurose oder Pupillenstörungen nicht zu übersehen.

13. Abdecktest

Der Abdecktest (Covertest) ist sicher der *wichtigste Test der Diagnostik und des Behandlungsverlaufes bei Strabismus.* Er erscheint einfach, ist aber recht schwierig. Erst wer diesen Test sicher beherrscht,
sollte die weitere Schieldiagnostik erlernen.
Mit Hilfe des Abdecktestes ist die *Diagnose latenter und manifester
Abweichungen möglich.* Man stellt weiterhin eine horizontale oder
eine vertikale Abweichung oder Cyclophorien und schließlich Kombi-
nationsformen fest. Auch der latente Nystagmus kann so diagnostiziert werden. Ebenso sind die Übergangsstadien vom streng monolateralen zum alternierenden Strabismus während einer Okklusionstherapie gut zu beobachten. Der Covertest erlaubt Abweichungen bis zu
1° festzustellen. Er wird mit und ohne Korrektur ausgeführt; in der
täglichen Diagnostik nur mit Korrektur.

Die Prüfung erfolgt für die *Nähe* in etwa 33 cm für die *Ferne* in ca. 5 m und gelegentlich – beim intermittierenden Strabismus divergens – auch für die *weite Ferne* (jenseits 20 m). Als *Fixationsobjekt* benutzt man das Licht des Maddox-Kreuzes oder eine Zahl des Kreuzes. In der Nähe verwendet man eine Lichtquelle, ein kleines Bild oder einzelne Buchstaben.

Wird ein Licht in der Nähe fixiert, kann man davon ausgehen, daß dies ohne wesentliche Anspannung der Akkommodation geschieht. Dagegen regen Lesetexte oder ein kleines Bild zur Akkommodation an. Durch Vergleich beider Situationen kann man einen akkommodativen Strabismus diagnostizieren.

Bei *exzentrischen Fixationen* versagt der Abdecktest. Der Patient macht bei kleinem Schielwinkel oft gar keine und bei großem Winkel nur einseitige Suchbewegungen.

Für die *Dokumentation* im Krankenblatt unterscheiden wir zwischen kleinen (ca. 1–5°), mittleren (ca. 6–10°) und großen (ca. 11° und mehr) **Einstellbewegungen** (EB). Wir notieren das nicht führende Auge oder ob Alternieren vorliegt.

Bisher wurde nur vom Abdecktest gesprochen. Es gibt aber 3 Formen des Testes: den monolateralen, den alternierenden und den verlängerten monolateralen Abdecktest. Diese Teste werden mit der Hand oder einem Okkludor durchgeführt.

Beim *monolateralen Abdecktest* wird ein Auge kurz zugehalten und die Reaktion des anderen Auges beobachtet. Bei einem Strabismus convergens dexter wird zunächst das rechte Auge zugehalten. Dabei kommt es zu keinen Veränderungen in der Stellung des linken Auges, da dieses unverändert fixiert. Beim Abdecken des linken Auges übernimmt nun das rechte Auge die Fixation, es bewegt sich von innen her zur Mitte (Einstellbewegung). Wird die Abdeckung wieder aufgehoben, dann bewegt sich das führende linke Auge sofort zur Mitte zurück und übernimmt die Fixation und das rechte Auge geht wieder in die Schielstellung nach innen. Während des ganzen Testes *wird immer das nicht abgedeckte Auge beobachtet* (Abb. 9).

Stellt man beim monolateralen Abdecktest keine Einstellbewegungen fest, wird der *verlängerte monolaterale Abdecktest* vorgenommen, wobei jetzt ein Auge etwas länger zugehalten wird. *Nach dem Freigeben der Okklusion wird das abgedeckte Auge beobachtet.* Führt dieses Auge eine Einstellbewegung von innen, außen, oben oder unten zur

24

Abb. 9. Abdecktest bei Strabismus convergens. I. Das rechte Auge steht in Konvergenz, das linke Auge fixiert. II. Okkludor vor dem führenden, linken Auge; jetzt fixiert das rechte Auge. III a. Nach Freigabe der Okklusion Einstellbewegung des linken Auges zur Mitte, Aufnahme der Fixation. Diagnose: Strabismus convergens dexter, Rechtsfixation wird nicht gehalten. III b. Nach Freigabe der Okklusion hält das rechte Auge die Fixation. Diagnose: Strabismus convergens alternans

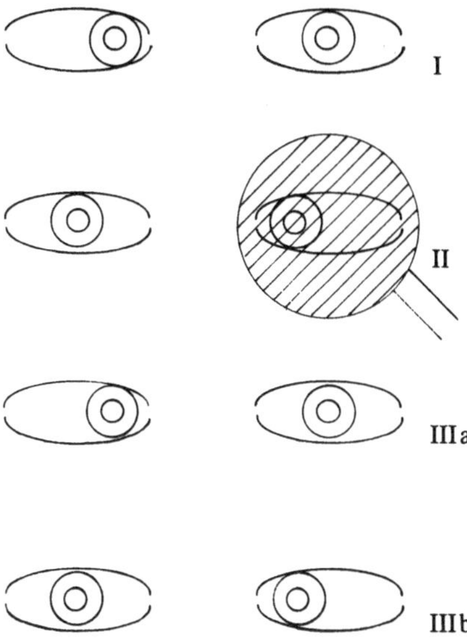

Abb. 10. Abdecktest bei Exophorie. I. Parallelstand der Augen. II. Okkludor vor dem linken Auge; dieses weicht unter der Okklusion nach außen ab. III. Nach Freigabe der Okklusion Einstellbewegung von außen zur Mitte und erneut Parallelstand. Diagnose: Exophorie

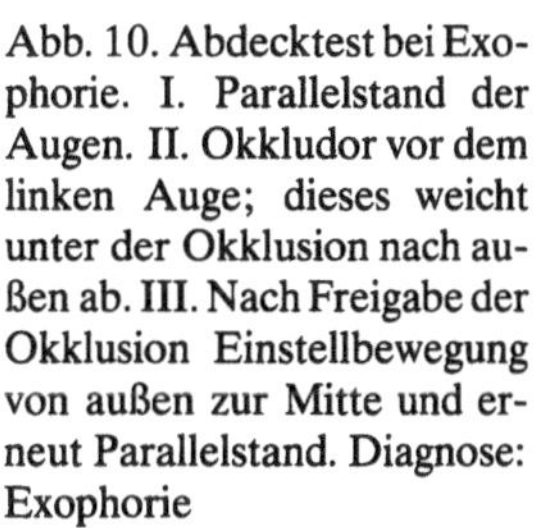

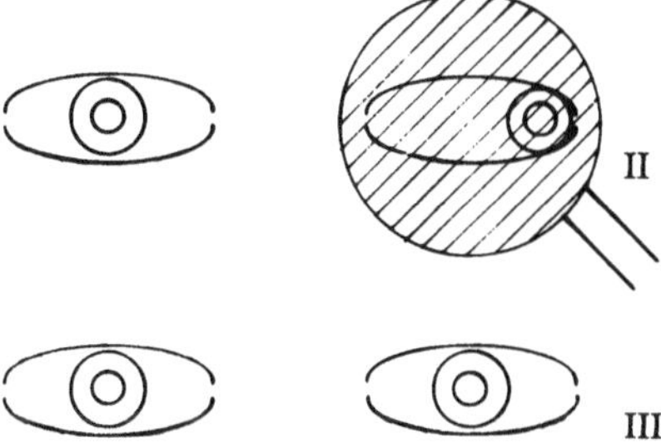

Mitte hin aus, so handelt es sich um eine Heterophorie. Das Auge ist also während des verlängerten Abdecktestes in seine eigentliche Ruhelage abgewichen (Abb. 10).

Besser als der verlängerte monolaterale ist der *alternierende Abdecktest*. Dabei wird durch einen etwas schnelleren Wechsel der Okklusion zwischen rechtem und linkem Auge die Fusionsaufnahme unmöglich gemacht und die gesamte Abweichung, also die manifeste und die latente, oder bei Phorien nur die latente Abweichung sichtbar.

14. Refraktion

Zur Refraktionsbestimmung bevorzugen wir bis zum Schulalter *0,5%ige Atropin-Tropfen,* danach *Cyclopentolat-Tropfen,* da Salben und Öle bei versehentlicher Anwendung am Tage der Untersuchung die Refraktionsbestimmung sehr beeinträchtigen. Subjektive Bestimmungen werden fast nicht vorgenommen. Ausnahmen bilden ältere, myope Kinder, wobei wir mit gutem Erfolg den Rot-Grün-Test anwenden.

14.1. Cycloplegie

Atropin ist in 0,5%iger wäßriger Lösung zu empfehlen. Es wird *mindestens 3 Tage,* manchmal 10 Tage lang 3 × tgl. 1–2 Tropfen in jedes Auge gegeben. Die Tropfen werden in den unteren Bindehautsack eingebracht, wobei das Kind am besten liegt. Bei Verdacht auf einen akkommodativen Strabismus wendet man die Tropfen länger an. Empfehlenswert ist, den Eltern immer ein *Merkblatt* mitzugeben. Trotzdem muß die Wirkung des Atropins vorher erläutert werden:

1. Die Tropfen sind giftig: nur in die Augen geben, Flasche gut verschließen und später sofort vernichten.
2. Erwähnung der Atropinwirkung am Auge: Mydriasis, Cycloplegie, Blendempfindlichkeit.
3. Auf die Atropintropfen können starke allgemeine Reaktionen folgen: etwa nach einer halben Stunde – seltener erst nach 1–2 Tagen – fleckige Rötung im Gesicht mit Temperaturerhöhung, Wesensveränderungen,

Atembeschwerden mit hohem Fieber und Abklingen der Beschwerden nach einem halben Tag.

In diesen Fällen sollte man kein Atropin, sondern Cyclopentolat-Tropfen geben. Das *spezifische Antidot bei Atropinvergiftung ist Pilocarpin,* von dem 1 Ampulle subcutan injiziert wird (Rezeptur: Pilocarpin. hydrochloric. 0,01; 1 Amp. à 2 ml; Fa. Thilo). Bei schweren Fällen ist die Klinikeinweisung erforderlich. – Die Reaktionen auf Atropin können gleich bei der ersten Gabe oder erst nach mehrmaliger Verordnung auftreten.

Den Eltern muß auch erklärt werden, wie viele Tage und wie oft die Tropfen gegeben werden. *Okklusions- oder Prismenbehandlungen dürfen* während dieser Zeit *nicht unterbrochen werden.*

Um Schulkinder nicht zu stark zu behindern, verwenden wir *nach Schuleintritt Cyclopentolat.* Besteht bei einem Schulkind oder einem Erwachsenen der Verdacht auf einen akkommodativen Strabismus, dann ist auch in diesen Fällen Atropin zu empfehlen mit entsprechendem Hinweis an den Lehrer. Berufstätige Patienten müssen für die Zeit der Atropinwirkung (8–14 Tage) krankgeschrieben werden. Während der Sprechstundenzeit geben wir *Cyclopentolat-Tropfen 3 × 1 Tropfen alle 10 Minuten* und führen die Refraktionsbestimmung nach weiteren 20 Minuten aus. Erfahrungsgemäß hält die Wirkung mindestens 24 Stunden oder etwas länger an.

14.2. Geräte zur Refraktionsbestimmung

Die beiden Hauptverfahren zur objektiven Refraktionsbestimmung – Skiaskopie und Refraktometer – werden als gleichwertig erachtet. Nach eigener Erfahrung ist es für den Anfänger viel leichter, mit dem Refraktometer eine Refraktionsbestimmung vorzunehmen. Jeder sollte aber die Skiaskopie beherrschen, um sie bei Narkoseuntersuchungen vornehmen zu können. Kinder haben bis zum 2. Lebensjahr oft Angst vor dem Refraktometer.

Von den verschiedenen Formen der *Skiaskopie* sei nur kurz über die eigene Methode berichtet. Wir wenden die *stabile Fleckskiaskopie* an mit einem Untersuchungsabstand von 50 cm oder 1 m. Plus- und Minusgläser werden bis zum Umschlagspunkt des Lichtreflexes vorgeschaltet. Dann werden von dem Pluswert 2 dpt (bei 50 cm Abstand) bzw. 1 dpt (bei 1 m Abstand) abgezogen oder die gleiche Anzahl von

Dioptrien dem Minuswert hinzugezählt. Die Skiaskopie erfolgt in beiden Achsen. Wichtig ist, daß das Kind das Licht des Skiaskopes fixiert, da sonst leicht astigmatische Werte gefunden werden.

Eine *Refraktometer*untersuchung ist meist erst mit $2^1/_2$–3 Jahren möglich. Bei den zur Zeit in Deutschland gebräuchlichsten Geräten handelt es sich um die beiden Prismenrefraktometer der Firma Rodenstock (altes Gerät und PR 50) und die beiden Koinzidenzrefraktometer der Firmen Zeiss-Jena (Hartinger) und Topcon. Da zu allen Geräten eine ausführliche Anleitung gegeben wird, soll hier auf die Besprechung dieses Teiles verzichtet werden. Mit jeder Cycloplegie wird automatisch die Fundusuntersuchung und eine Fixationsprüfung durchgeführt und dokumentiert.

15. Sehschärfe

Unter Sehschärfe versteht man die *Fähigkeit des Auges, zwei eng beeinanderliegende Punkte getrennt wahrzunehmen.* Die Sehschärfe ist in den ersten Lebensjahren nicht voll ausgebildet, sondern steigt langsam an. Auf die Untersuchungen von OPPEL über die Entwicklung der Sehschärfe von dem 2. Lebensjahr an habe ich bereits hingewiesen (Kap. 1). Dem zufolge liegt der Visus am Ende des 2. Lebensjahres bei 0,4. Ende des 3. Lebensjahres ergibt sich 0,75, Ende des 4. Lebensjahres 1,0 und die Sehschärfe steigt danach weiter an bis 1,2 und mehr. Trotz der starken Streuung der Ergebnisse sollte man *Seitendifferenzen der Sehschärfe besondere Beachtung schenken.* – Wenn ausgeschlossen ist, daß das Kind müde oder lustlos war, muß man sich bei Strabismus um einen optimalen Refraktionsausgleich bemühen, Fundusveränderungen und einen Nystagmus ausschließen und die Okklusionstherapie intensiv beginnen.

15.1. Prüfung des Fernvisus

Zur Sehschärfenprüfung in der Ferne haben sich an unserer Klinik 4 Methoden bewährt: Die Kinderbilder der Löhlein-Tafel, bzw. der verschiedenen Sehzeichenprojektoren, dann die einzelnen E- bzw.

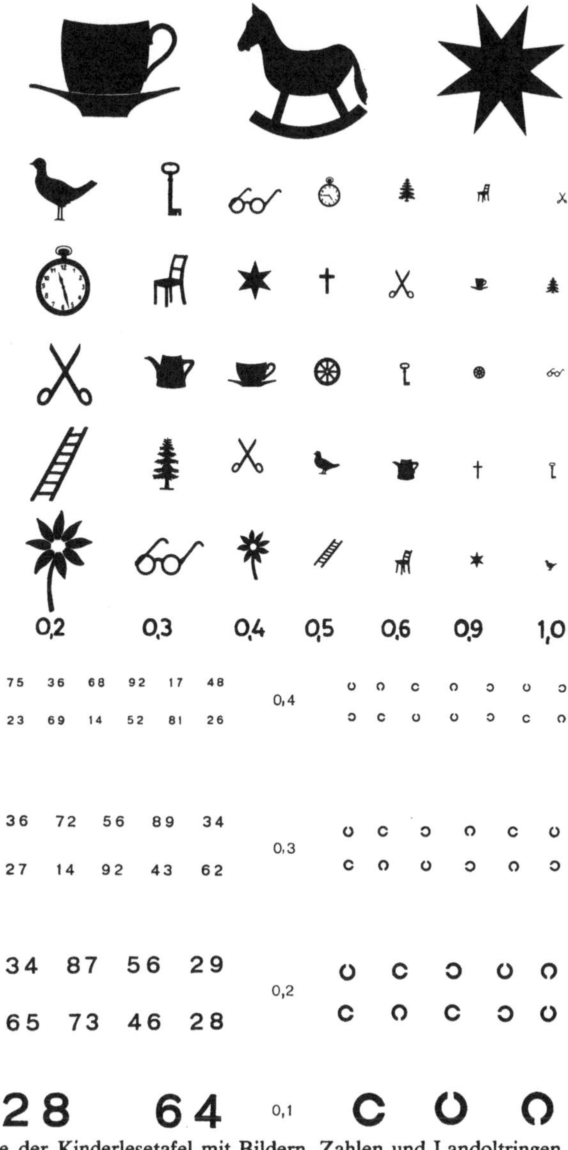

Abb. 11. Teile der Kinderlesetafel mit Bildern, Zahlen und Landoltringen (Birkhäuser)

Pflügerhaken und die E-Reihe, bei der 3 E's in einer Reihe angebracht sind und die üblichen Zahlenreihen. Nach unseren Erfahrungen machen bereits *2jährige Kinder* Angaben bei der *Prüfung mit Kinderbildern*. Man sollte aber so bald wie möglich einen Visus mit Pflügerhaken anstreben. Wir geben zum Üben 2 vorgedruckte E-Modelle mit nach Hause. Ein sicherer Visus mit den *Pflügerhaken* ist etwa *ab dem 3. Lebensjahr* möglich. Um die Prüfung für das Kind einfach und für den Untersucher gerade noch verläßlich zu machen, beschränken wir uns auf 4 Positionen des E's (oben, unten, rechts, links) und nehmen dafür die Trefferquote von 25% in Kauf. Die Prüfung wird *im kritischen Sehschärfenbereich mehrmals wiederholt.*
Wenn das Kind die Einzel-E's sicher beherrscht, gehen wir zur Prüfung mit der E-Reihe über. Trennschwierigkeiten wegen Hemmungsskotomen lassen sich oft schon bei 3 nebeneinanderstehenden E's demonstrieren. Bei der ersten Prüfung mit Zahlen sinkt die Sehschärfe meist etwas ab, da E's mit den gleichlangen Balken (eigentlich *Snellenhacken!*) leichter als Zahlen erkannt werden.

Wir untersuchen erst das amblyope Auge; die Prüfung erfolgt stets im hellen Raum.

15.2. Untersuchung des Nahvisus

Bei der Überprüfung der Nahsehschärfe sind die Nieden-, Jäger- oder Birkhäuserlesetexte im Vorschulalter ungeeignet. Wir verwenden deshalb eine Nahlesetafel von Birkhäuser, auf der Kinderbilder, Zahlen und Landoltringe vorhanden sind (Abb. 11). Allerdings zeigt sich, daß das *Erkennen von Landoltringen wesentlich schwieriger* ist, *als das Erkennen von Pflügerhaken.* – Bei Myopie und Nystagmus wird der Nahvisus zur Kontrolle des Fernvisus überprüft. Die Sehschärfe für die Nähe sollte man bei behandelten Amblyopien mit Zahlenreihen oder Lesetexten bestimmen. *Häufig täuscht die erreichte gute Sehschärfe für die Ferne über die noch bestehenden erheblichen Leseschwierigkeiten aufgrund von Suppressionsskotomen hinweg.*

16. Fixation

Die Fixation wird mit dem *Visuskop* oder dem *Projektoskop* geprüft. Man projiziert ein *Sternchen von 1°* Durchmesser in grüner Umgebung (rotfreies Licht) auf die Netzhaut des Kindes. Die *Spannung* sollte *nicht über 4 Volt* liegen, da das Kind sonst zu stark geblendet wird und auch den Stern nicht mehr erkennen kann. Visuskope, bei denen außer dem Stern noch konzentrische Ringe mitprojiziert werden, erschweren bei medikamentös nicht erweiterten Pupillen die Beurteilung der Fixation, erlauben jedoch *bei guter Mydriasis* die Angabe der exzentrischen Fixationsstelle in Bogengraden. Die Fixationsprüfung erzeugt ein Nachbild und muß deshalb am Ende der orthoptischen Untersuchung ausgeführt werden.

Die *Einteilung der Fixationstypen* wird von jedem Autor anders vorgenommen. Wir empfehlen die folgende Einteilung: zentral (z) oder foveolar, parafoveolar (pf), paramakulär (pm) parapapillär (pp) und peripher (Abb. 12). Diesen Angaben fügen wir noch genaue Ortsbeschreibungen hinzu; so z. B. nasal oben, temporal unten. Am Ende der Untersuchung wird der Befund in eine *Skizze* eingetragen und wir vermerken, ob die Fixation stet, unstet, nystagmisch, oder ob keine sichere Fixation nachweisbar war.

Bei der Fixationsprüfung sind *folgende Punkte zu beachten:*

1. Die Untersuchung kann in *Mydriasis* aber auch bei spielender Pupille vorgenommen werden, wobei eine *Raumabdunkelung* von Vorteil ist. Ist die Untersuchung bei spielender Pupille nicht möglich, so geben wir ein kurzwirkendes Mydriaticum
2. Wichtig ist eine gute Okklusion des nicht untersuchten Auges.
3. Es sollte immer *erst das gesunde Auge untersucht* werden, damit man sich ein Bild über die physiologischen Abweichungen der Fixation machen kann. Das andere Auge wird mehrmals einige Sekunden lang geprüft, um die Größe des Fixationsareals festzustellen.
4. Bei nicht zentraler Fixation wird die *Prüfung* beim Blick geradeaus, aber auch *in Ab- und Adduktion* ausgeführt. Ist die Fixation in Ab- oder Adduktion zentral oder wesentlich günstiger, kann ein Fixationsprisma eine Besserung ergeben (Kap. 26. 8)
5. Der Ausgleich von Refraktionsanomalien des Kindes und des Arztes erfolgt über die *Rekoss-Scheibe* des Visuskopes. Man kann aber auch durch die Brille untersuchen. Bei höheren Ametropien erhält man mit dem Autofoc-Visuskop ein scharfes Bild des Sternchens auf dem Fundus.

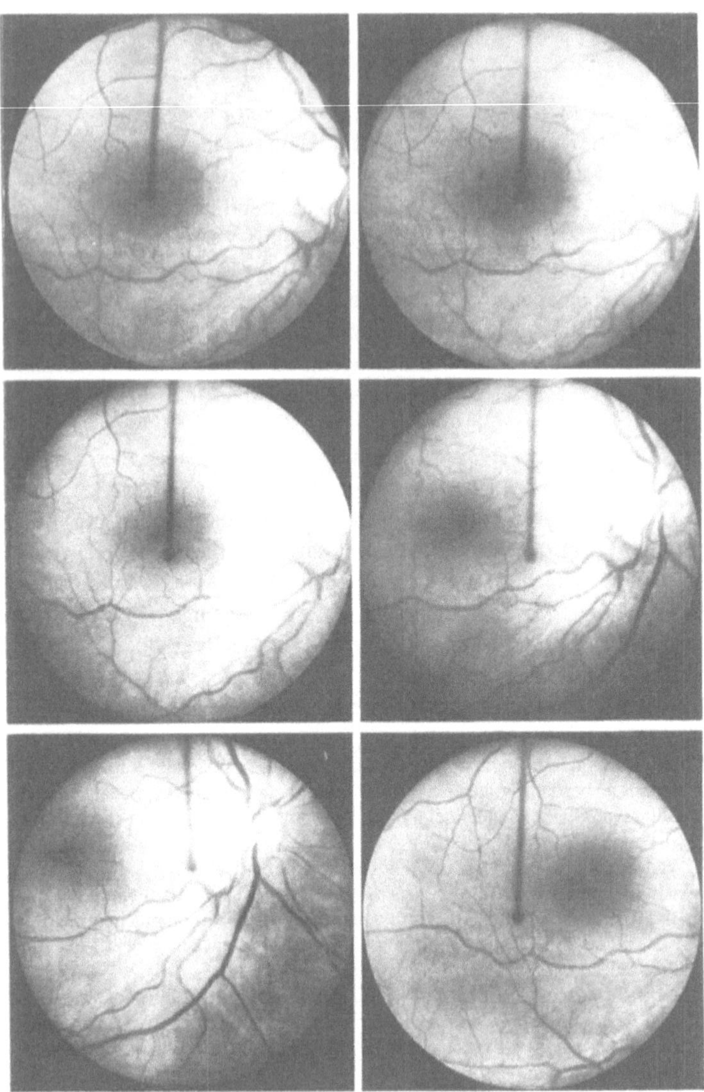

Abb. 12. Verschiedene Arten einer Fixation. Linke Reihe (von oben nach unten): zentral, paramakulär, parapapillär. Rechte Reihe: parazentral, peripher, temporal

6. Bei der Untersuchung wird das Kind aufgefordert, den Stern anzuschauen,
   wobei die Fixation durch Fragen (Wieviel Zacken hat das Sternchen) ange-
   regt wird.

17. Schielwinkel

Der Schielwinkel kann durch verschiedene Verfahren gemessen werden. In der
Reihenfolge ihrer Anwendbarkeit vom kleinsten Kind bis zum Erwachsenen
handelt es sich um folgende Methoden: Vergleich der Hornhautlichtreflexe
nach Hirschberg, Prismenlichtreflextest, Vergleich der Hornhautlichtreflexe
am Synoptophor, Prismenabdecktest, Messung des objektiven Winkels am
Synoptophor und Winkelmessung am Maddox-Kreuz in 1 m.

17.1. Hirschbergmethode und Maddox-Kreuz

Bei ganz kleinen Kindern, bei exzentrischen Fixationen und zur
schnellen Orientierung prüft man den Schielwinkel mit der *Hirschbergmethode.* Die beiden *Hornhautlichtreflexe einer Taschenlampe,*
die in 30 cm–40 cm vor die Patientenaugen gehalten wird, *werden
miteinander verglichen.*
Die Lichtreflexe liegen physiologischerweise etwas nasal der Horn-
hautmitte. Bei einem Schielwinkel von 10°–15°, liegt der Reflex in
einem Auge am Pupillenrand. Ca. 20°–25° beträgt der Schielwinkel,
wenn der Reflex zwischen Pupillenrand und dem Limbus liegt und 45°
bei der Lage am Limbus. Da die Pupille als beweglicher, licht-, kon-
vergenz- und altersabhängiger Teil als Meßgröße sehr ungeeignet ist,
merkt man sich am besten, daß *1 mm Dezentrierung gut 7° entspricht.*
Diese Schätzwerte beziehen sich nur auf physiologische Hornhautver-
hältnisse.
Ein etwas genaueres Verfahren zur Schielwinkelbestimmung, besonders bei exzentrischen Fixationen, ist die Messung am *Maddox-Kreuz*
in 1 m Entfernung. Der Untersucher sitzt direkt am Maddox-Kreuz.
Der Patient befindet sich in 1 m Abstand davor. Das *führende Auge
folgt einem Fixationsobjekt* in der Hand des Untersuchers, das an der
Leiste des Kreuzes entlang geführt wird. Wenn der Reflex des Maddox-Lichtes im exzentrisch fixierenden Auge zentral liegt, haben wir

den objektiven Schielwinkel ermittelt. Im abgedunkelten Raum ist der Lichtreflex auf der Hornhaut leichter zu erkennen. Um möglichst exakte Werte zu bekommen, sollte die *Prüfung mehrmals wiederholt* werden (Abb. 13).

17.2. Prismenlichtreflextest und Prismenabdecktest

Beim *Prismenlichtreflextest* werden – wie bei der HIRSCHBERGmethode – die Hornhautlichtreflexe miteinander verglichen. Gleichzeitig hält man *vor das führende Auge ein Prisma,* das man so lange verstärkt, *bis der Lichtreflex im anderen Auge zentral liegt.* Die Prismenstärke, durch die der Lichtreflex ins Hornhautzentrum kommt, entspricht dem Schielwinkel. Wir müssen natürlich mit einbeziehen, daß die Reflexe physiologischerweise eine Spur nasal der Mitte liegen (Kap. 6).
Der *Prismenabdecktest* wird mit einer *Prismenleiste* (Stärke 1–45 pdpt) oder mit *Einzelprismen* (bis 50 pdpt) ausgeführt. Da Prismen die

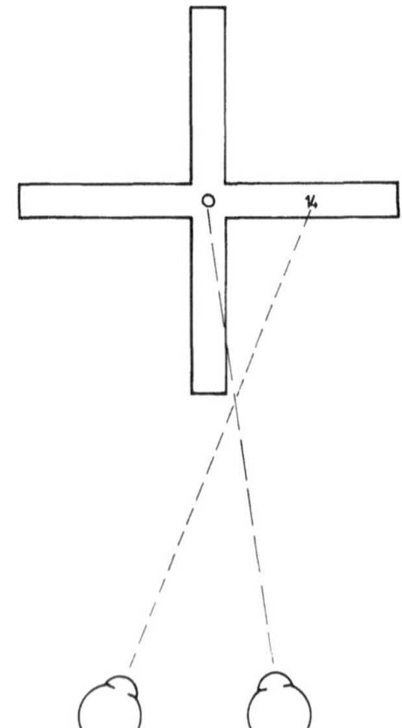

Abb. 13. Winkelbestimmung am Maddox-Kreuz. Das linke Auge wird durch den Untersucher so geleitet, bis der Reflex des Maddox-Kreuzlichtes am rechten Auge zentral liegt. Die kleinen Zahlen geben die Winkelgrade bei 1 m Untersuchungsdistanz an

Eigenschaft haben, einfallende Lichtstrahlen zur Basis hin abzulenken, benötigen wir das *Prisma, das die Schielstellung des Auges ausgleicht.* Wie beim einfachen Abdecktest unterscheidet man den monolateralen, den verlängerten monolateralen und den alternierenden Prismenabdecktest (Abb. 14).

Bei einer konvergenten Abweichung hält man das Prisma Basis außen vor ein Auge, bei einer divergenten Abweichung Basis innen. Bei einer $-$ VD (negative Vertikaldifferenz = Links-über-Rechts-Stellung = L/R) Prisma Basis oben am rechten Auge und bei einer $+$ VD (positive Vertikaldifferenz = Rechts-über-Links-Stellung = R/L) Prisma Basis unten am rechten Auge.

Die Prismen werden so lange verstärkt bis keine Einstellbewegungen mehr gemacht werden. Dann steigert man die Prismenstärke noch einmal, bis deutliche gegenläufige Einstellbewegungen beobachtet werden (bei Konvergenzschielen also aus der Divergenz) und geht dann erneut zurück.

Beim Prismenabdecktest treten bei hohen Prismenstärken gelegentlich *paradoxe Einstellbewegungen* auf. Beim Strabismus convergens

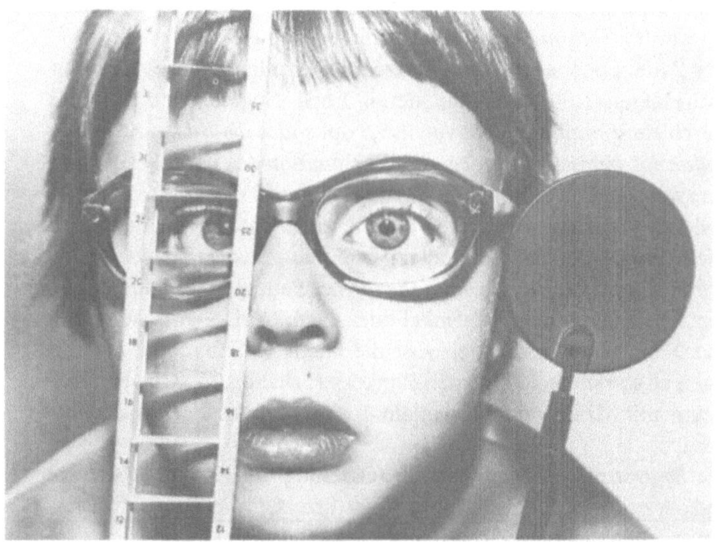

Abb. 14. Prismenabdecktest

wird eine rasche Einstellbewegung aus der Konvergenz in eine geringe Divergenzstellung und von dieser zurück zur Mitte ausgeführt. Diese Einstellbewegungen haben wahrscheinlich eine muskuläre Ursache, da sie nach einiger Zeit des Prismentragens nicht mehr beobachtet werden.

Der *Prismenabdecktest* wird beim paretischen Schielen, bei Incomitanzen und bei V-, A- oder X-Syndromen *in allen 9 Blickrichtungen* vorgenommen. Der Blick nach oben wird bei ca. 20°, der Blick nach unten (mit Anheben der Oberlider) sowie nach rechts und links bei ca. 30° ausgemessen. – Der Meßfehler ist bei kleinen Winkeln geringer (ca. 2 pdpt) und bei großen Winkeln größer (ca. 5 pdpt).

17.3. Synoptophor; Untersuchungsgang und Winkelmessung

Das Synoptophor ist das *am häufigsten gebrauchte Gerät der Schieldiagnostik und Therapie* (Kap. 20.3., 21., 27.4.). Es kann bereits bei manchen 2jährigen Kindern und bei Erwachsenen verwendet werden. Voraussetzung ist ein Visus von etwa 0,3 und genügende Mitarbeit. Alle zur Zeit auf dem deutschen Markt erhältlichen Geräte (Clement-Clarke, Curpax, Oculus) sind im Prinzip gleich gebaut. Zu den Geräten werden *Gebrauchsanleitungen* mitgegeben.

Der Patient beobachtet über den schräg gestellten Spiegel in 2 zylinderförmigen Röhren die an deren Ende eingeschobenen Bilder. Durch ein sphärisches Glas von + 6,5 dpt *sollen die Bilder akkommodationslos betrachtet werden* und die Situation des Fernblickes simuliert werden. Die klinische Erfahrung zeigt, daß dies nicht immer der Fall ist. Vielmehr wird häufig auf die eingeschobenen Bilder mehr oder weniger stark akkommodiert. Dadurch *resultiert ein unterschiedlicher Winkel je nach Akkommodation* des Patienten. Es kann sich um den Fernwinkel, den Nahwinkel oder einen Winkel zwischen Ferne und Nähe handeln. Letzteres ist die häufigste Situation. Um nicht einen zu starken konvergenten Winkel zu erhalten, muß die Untersuchung mit Brille und bei vollem Refraktionsausgleich ausgeführt werden.

Die *Untersuchung* beginnt mit der Justierung von Tisch- und Sitzhöhe und der genauen Einstellung der Kinnstütze. Um die Augenbewegungen gut beobachten zu können, sollte der *Abstand zwischen Okular und den Augen* des Patienten 1,5 cm–2,0 cm betragen. Auch sollte der

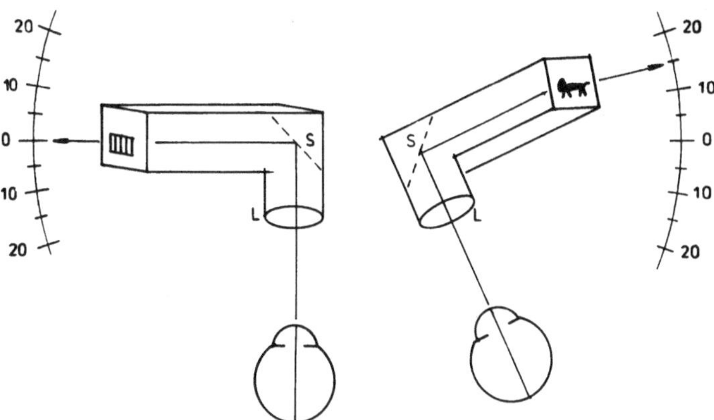

Abb. 15. Synoptophor. Messung des objektiven Winkels bei Linksfixation, mit Simultanbildern. L = Linse von + 6,5 dpt im Okular; S = Spiegel

Patient bequem und entspannt sitzen. Die Einstellung der *Pupillardistanz* erfolgt durch wechselseitiges Ein- und Ausschalten des Lichtes in den Synoptophorarmen. Gleichzeitig visiert der Untersucher mit seinem rechten Auge den Hornhautlichtreflex des linken Auges des Patienten und dann mit dem linken Auge den Reflex im rechten Auge des Patienten. Die Pupillardistanz kann auch vorher gemessen und am Gerät eingestellt werden.

Bei kleinen Kindern kann man nach der Lage der Hornhautlichtreflexe eine *Schätzung des Schielwinkels* vornehmen. Ein Synoptophorarm wird so lange verschoben, bis die Lichtreflexe in beiden Augen, zentral, bzw. gering nasal liegen. Das viel einfachere Verfahren ist allerdings die Hirschbergmethode.

Die *Schielwinkelmessung* (objektiver Winkel) wird *bei Rechts- und Linksfixation* durch alternierendes Ausschalten der Synoptophorlichter bestimmt. Dabei treten Einstellbewegungen wie beim Abdecktest auf. Einer der beiden Arme wird festgestellt (bei Linksfixation der linke Arm) und der andere wird so lange in kleinen Schritten verschoben, bis keine *Einstellbewegungen* mehr auftreten (Abb. 15). Der Schielwinkel wird in der Horizontalen und in der Vertikalen durch Höherstellen eines Synoptophorarmes bestimmt. Man verwendet für diese Untersuchung kleine geometrische Objekte (Kreis und Quadrat) oder reale *Objekte* wie Löwe mit Käufig und Soldat mit Schilderhaus (Abb. 19). Mit dem Synoptophor kann der Schielwinkel auch in den 9 Blickrichtungen bestimmt werden. Das erfolgt jeweils bei 15°. *Beispiel:* zur Messung des Schielwinkels rechts außen oben, werden die Synoptophorarme 15° nach rechts und 15° nach oben verstellt. Die Kopfeinstellung bleibt unverändert. Zur Untersuchung extremer Blickrichtungen eignet sich besonders das Synoptometer von Oculus.

18. Motilität

Die Prüfung der Motilität wird meist binocular vorgenommen, ist aber eine *monokulare Untersuchung.* Man erhält gleichzeitig eine Vorstellung über die Größe des Blickfeldes. Der Patient soll ohne Brille ein *Fixationsobjekt in den 9 Blickrichtungen verfolgen.* Benutzt man eine Taschenlampe als Fixationsobjekt, dann werden – durch Vergleich der Hornhautlichtreflexe – geringe Seitendifferenzen besser sichtbar. Beim Blick nach unten müssen beide Oberlider leicht angehoben werden. Bei Lidstellungsanomalien wie Epicanthus oder bei großer Nase ist die Beurteilung der Augenstellung erschwert.
Üblicherweise ist bei Strabismus convergens die Adduktion überschießend und die Abduktion eingeschränkt. Häufig treten nystagmische Bewegungen bei extremer Abduktion auf. Da nicht so oft stark abduziert wird, treten in dieser Stellung Fixationsschwierigkeiten auf. Bei kleinen Kindern ist die Motilitätsprüfung *einfacher, wenn das nicht zu prüfende Auge kurz abgedeckt wird.* Häufig findet man geringe Sursoadduktionen. Der Grund scheint ein günstiger Angriffspunkt des Obliquus inferior bei der Adduktion zu sein.
Die *isolierte Funktion eines Muskels* z. B. des Rectus internus (Adduktion) und des Rectus externus (Abduktion) ist leicht zu prüfen. Bei den vertikalen Recti und den Obliqui ist das nicht möglich. Der Blick nach oben etwa ist eine Gemeinschaftsleistung des Rectus superior und des Obliquus inferior. Bei 23° Abduktion des Auges sind die vertikalen Recti reine Heber und Senker. Aufgrund des Ansatzes hinter dem Äquator ist der Obliquus superior bei 51° Adduktion ein Senker, der Obliquus inferior ein Heber und beide Muskeln verrollen das Auge minimal.

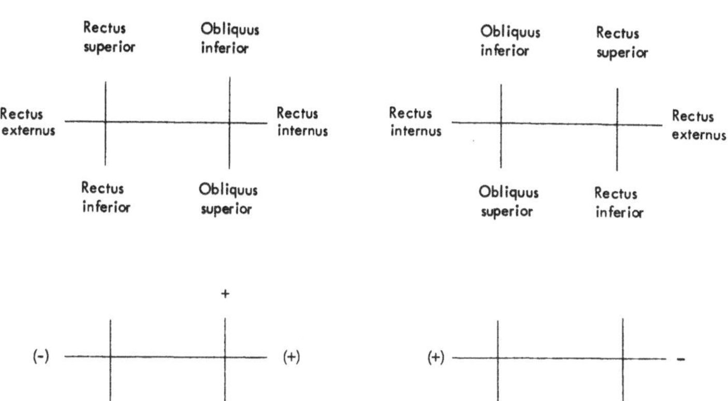

Abb. 16. Motilitätsschema. Unten sind zwei Beispiele angegeben. Links: Strabismus convergens mit deutlicher Sursoadduktion; rechts: Abducensparese

Für die klinische Praxis hat sich das Motilitätsschema (Abb. 16) bewährt. Die Überfunktion eines Muskels wird durch ein + Zeichen und die Unterfunktion durch ein − Zeichen ausgedrückt. Bei physiologischer Beweglichkeit werden keine Vorzeichen gegeben.

Bei Verdacht auf Blick- oder bei motorischen Paresen wird die *indirekte Motilitätsprüfung* (Puppenkopfphänomen) angewendet. Wenn die Kopfhaltung des Patienten durch eine schnelle Drehung zur Seite oder durch eine Kippung nach hinten verändert wird, wird mit den Augen eine gegenläufige Blickbewegung ausgeführt. Man kann nun feststellen, ob die Motilität zur Seite oder nach unten intakt oder tatsächlich gestört ist.

19. Konvergenz

Die Untersuchung der Konvergenz ist eine *binokulare Prüfung*. Ein Fixationsobjekt wird langsam an die Augen herangeführt. Es zeigt sich die Konvergenzstellung beider Augen und die Naheinstellungsmiosis der Pupillen. Eine genaue *Messung* ist *mit einem Lineal* möglich. Es wird an den Orbitarand angelegt und abgemessen, bis zu wieviel

Zentimetern Augenabstand die Konvergenz gehalten werden kann. Die *Normalwerte* der Konvergenzreaktion betragen je nach Pupillardistanz 4–8 cm. Durch die Einführung der Einheit *Verge* (= Konvergenzwinkel: ½ PD in °/mm) kann die wirkliche Konvergenzleistung bei unterschiedlichen Pupillardistanzen verglichen werden (SCHÄFER und WEALE, 1970).

20. Korrespondenz

Die Korrespondenz, die sensorische Beziehung zwischen beiden Augen stellt die *Grundlage für ein gutes Binokularsehen* dar. Ist sie physiologisch entwickelt, kann Simultansehen, Fusion und räumliches

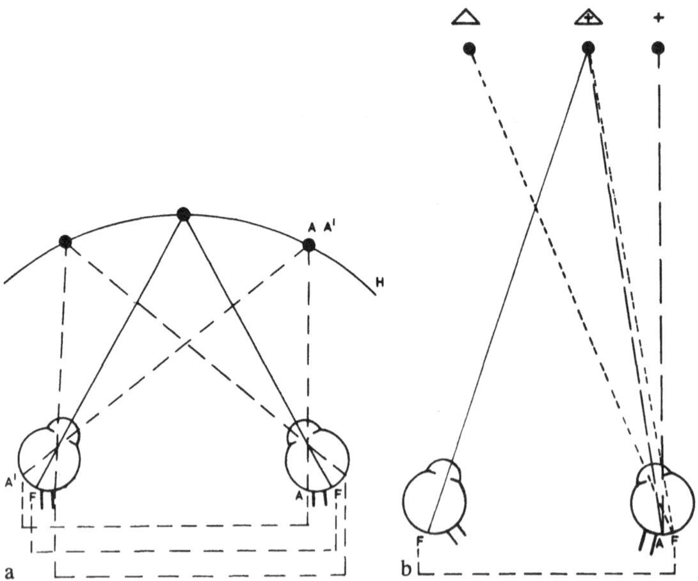

Abb. 17 a–d. Netzhautkorrespondenz. (a) Normale Korrespondenz. Die Foveae (F) beider Augen stehen miteinander in Verbindung; ebenso die Punkte A und A', die auf identischen Netzhautstellen liegen. H = Horopter. (b) Strabismus convergens dexter mit normaler Korrespondenz. Es besteht Konfusion. Das Kreuz und das Dreieck werden übereinanderliegend wahrgenommen. (c) Strabismus convergens dexter mit harmonisch anomaler retinaler

Sehen entstehen. Der Weg zum binokularen Einfachsehen beginnt deshalb mit der Normalisierung der Netzhautkorrespondenz. Auf die verschiedenen Untersuchungsmethoden werden wir ausführlicher eingehen.

20.1. Normale und anomale Korrespondenz

Unter Korrespondenz versteht man die *binokulare Zusammenarbeit zwischen den einzelnen Netzhautstellen.*

Normalerweise stehen die beiden Foveae centrales miteinander in Verbindung. Ein Punkt A nasal der Fovea des rechten Auges steht mit einem Punkt A' temporal der Fovea des linken Auges in Beziehung. Alle Punkte die auf dem

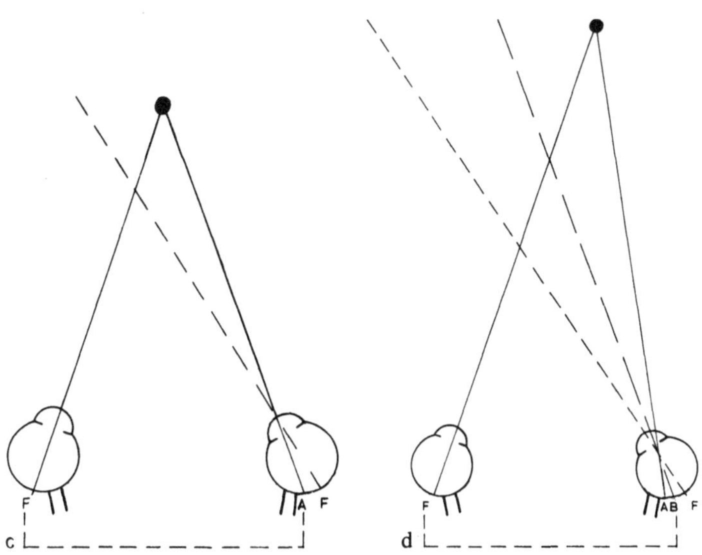

Korrespondenz. Die Fovea des linken Auges steht mit der nasal der Fovea gelegenen Stelle A des rechten Auges in Verbindung. (d) Strabismus convergens dexter mit disharmonisch anomaler retinaler Korrespondenz. Es besteht eine Beziehung zwischen der Stelle B rechts mit der Fovea des linken Auges. Nach dem objektiven Schielwinkel wäre eine Beziehung zu der Stelle A zu erwarten

Horopter liegen, können miteinander in Beziehung treten. Der *Horopter* ist *eine angenommene Fläche im Raum,* die *aus korrespondierenden Netzhautpunkten* gebildet wird. Davor und dahinter ist der Bereich der nicht korrespondierenden Netzhautstellen. Im Mittelpunkt des Horopters liegt der Fixierpunkt (Abb. 17).

Die Korrespondenz zwischen beiden Augen ist eine Punkt-zu-Punktbeziehung nicht nur der zentralen, sondern auch der peripheren Netzhaut. Auch wenn bei Strabismus Suppression auf der Fovea des einen Auges liegt, kann die Netzhautperipherie dennoch mit der des anderen Auges in Beziehung stehen. – Durch die Netzhaut erhalten wir unsere *Orientierung im Raum.* Diese *Wahrnehmungen der Gegenstände bezeichnet man als Projektion.* Punkte, die die Fovea centralis stimulieren, werden als im Raum geradeaus gerichtet erkannt. Die Punkte A und A' unseres Beispiels werden als rechtsliegend angenommen (umgekehrte Projektion).

Die *normale retinale Korrespondenz* bildet die Grundlage für ein hochwertiges Binokularsehen. Sie *besteht beim Schielen oft nur noch kurze Zeit weiter.* Liegt der Schielbeginn erst um das 4. Lebensjahr oder später, bleibt die bis dahin schon normal entwickelte retinale Korrespondenz lange erhalten. Allerdings ist die Korrespondenz keine stabile Größe, sie kann in verschiedenen Blickrichtungen und Entfernungen wechseln.

Besteht ein Strabismus längere Zeit, dann entwickelt sich eine *anomale retinale Korrespondenz.* Jetzt wird die physiologische Punkt-zu-Punktbeziehung aufgegeben. Dafür treten *ungleiche, nicht identische Netzhautstellen miteinander in Beziehung,* also die Fovea des einen Auges mit einer nasal der Fovea des anderen Auges gelegenen Stelle (Abb. 17). Damit *ändert sich auch die Projektion.* Die nasal der Fovea gelegene Stelle wird nun zum Zentrum der Orientierung. Sie vermittelt den Eindruck geradeaus. Die noch weiter nasal gelegenen Stellen erhalten die Eindrücke des temporalen Blickfeldes. Die zwischen dem neuen Zentrum und der Fovea gelegenen nasalen Netzhautstellen und die temporalen Netzhautstellen empfangen Seheindrücke des nasalen Gesichtsfeldes. Es scheint nun als sei die Fovea centralis bei Strabismus convergens nach nasal und bei Strabismus divergens nach temporal verschoben.

Patienten mit kleinem stabilen konvergenten Schielwinkel sind besonders prädestiniert, eine harmonische anomale retinale Korrespondenz auszubilden. Diese Fälle werden unter dem Krankheitsbild des Mikrostrabismus zusammengefaßt. Der Schielwinkel beträgt weniger als 5°.

Nach LANG wird die Anlage zur anomalen Korrespondenz in Familien, in denen der Mikrostrabismus gehäuft vorkommt, vererbt.

Bei einer *disharmonischen* (in- oder unharmonischen) *anomalen retinalen Korrespondenz* ist die Verbindung zwischen den einzelnen Punkten beider Augen nicht fixiert. Es besteht eine wechselnde Beziehung. Die Fovea des einen Auges kann mit einem Punkt A, mit einem Punkt B oder auch mit einem Punkt C korrespondieren. Die disharmonische anomale retinale Korrespondenz ist eine *Übergangsphase. Bei der harmonisch anomalen retinalen Korrespondenz sind die Umwandlungsprozesse abgeschlossen* und gefestigt. Bei der disharmonischen Form ist die Korrespondenz noch in Bewegung, also auch besser zu behandeln. (Abb. 17).

Bei großen Schielwinkeln besteht häufig eine starke Suppression eines Auges. Die Korrespondenz ist meist nicht zu ermitteln. Die Erfahrung lehrt, daß nach Behandlung der Suppression nicht selten eine normale retinale Korrespondenz vorhanden ist.

Unter *gemischter Korrespondenz* verstehen wir eine unterschiedliche Korrespondenz bei Rechts- oder Linksfixation, aber auch bei Fern- oder Nahblick, sowie die Übergänge von einer Korrespondenzform zur anderen.

20.2. Einfache Korrespondenzteste

Der Korrespondenzprüfung liegt ein einfaches Verfahren zugrunde. Man trennt beide Augen durch verschiedene, meist optische Verfahren und beobachtet, wie die unterschiedlichen Bilder zueinander in Bezug gesetzt werden. Als einfache Teste werden die HERINGsche *Nachbildmethode,* der *Lichtschweiftest nach* BAGOLINI und der *Rotglas-Höhenprismatest* empfohlen. Hilfreich ist auch die *Synoptophoruntersuchung.* Falls keine starke Suppression besteht, kann man mit den beiden ersten Testen die Korrespondenz schon ausreichend klären.

Das **Phasendifferenzhaploskop** (AULHORN) ist für die Korrespondenzprüfung sehr zu empfehlen. Es steht zur Zeit aber nur an großen Kliniken zur Verfügung.

Da diese Verfahren alle auf verschiedenen Grundlagen arbeiten, werden häufig mehrere Methoden angewendet, besonders auch, um den Grad der Veränderung der Korrespondenz besser zu beurteilen.

Die Korrespondenzteste sind *subjektive Verfahren*. Das Kind sollte verstehen, was von ihm erwartet wird. Es muß Angaben machen, was es nun gesehen hat. Beim Nachbildtest und der BAGOLINI-Probe muß es wissen, was ein Kreuz ist und dieses aufzeichnen oder sicher erklären können. Deshalb werden die Prüfungen bei mehreren Untersuchungsterminen wiederholt. In der Zwischenzeit kann die Mutter zuhause mit dem Kind üben. Man kann mit $3^1/_2$jährigen Kindern beginnen, es gibt aber auch 5jährige Kinder, die immer noch keine verläßlichen Angaben machen.

Die *Angaben* sollten *in Relation zum übrigen Befund* gestellt werden. Aussagen im Sinne einer normalen retinalen Korrespondenz zusammen mit kleinen Einstellbewegungen aus der Konvergenz und leichter einseitiger Amblyopie sprechen für einen Mikrostrabismus. Weiterhin sollte man eine *Relation zum Allgemeinbefund,* zum *Schielbeginn,* zur *Schieldauer* und zu durchgeführten *Behandlungen* herstellen.

Durch *unsichere Angaben* kann eine normale, aber auch eine anomale retinale Korrespondenz vorgetäuscht werden. Fehldeutungen entstehen auch bei raschem Alternieren. Es wird so schnell die Fixation gewechselt, daß der Eindruck von Simultansehen besteht. In Wirklichkeit liegt alternierende Suppression vor.

Beim HERINGschen **Nachbildversuch** wird ein vertikaler Nachbildblitz für das rechte Auge gegeben und ein horizontaler für das linke Auge. Da durch die zentralen Suppressionsareale Schwierigkeiten bestehen, erhält man bessere Angaben, wenn der *vertikale Strich des Nachbildes durch die Suppressionszone gelegt* wird, die größer in der Horizontalen als in der Vertikalen ist.

Es wird jeweils ein Auge gut zugehalten. Das andere schaut genau auf eine kleine Fixiermarke in der Mitte des Striches bis der Blitz gesetzt ist. Dann öffnet der Patient beide Augen und beobachtet die Nachbilder. Durch ein *Flackerlicht,* den *Aufenthalt im Dunkelzimmer* oder durch schnelles Öffnen und Schließen der Augen wird die Beurteilung der Nachbilder erleichtert und diese werden länger wahrgenommen. Man kann automatische Blitzlichtgeräte aus dem Fotohandel verwenden. Eine strichförmige Blende mit einer Fixiermarke in der Mitte wird vor der Scheibe des Blitzlichtes angebracht (Abb. 8).

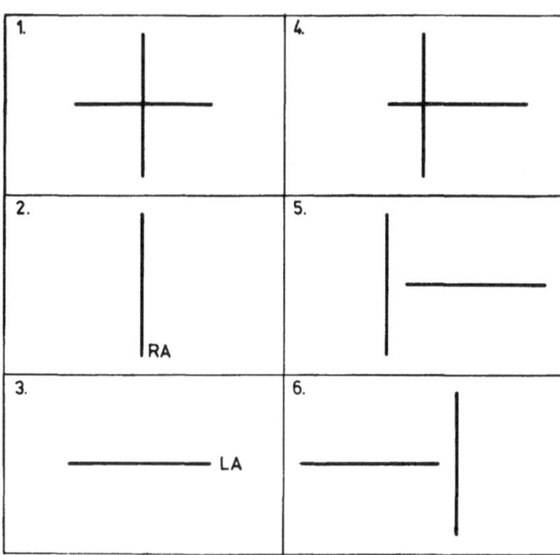

Abb. 18. Heringsches Nachbild. 1. normale retinale Korrespondenz. 2. Exclusion des linken Auges. 3. Exclusion des rechten Auges. 4. anomale retinale Korrespondenz bei Strabismus convergens (kleiner Schielwinkel). 5. anomale retinale Korrespondenz bei Strabismus convergens. 6. anomale retinale Korrespondenz bei Strabismus divergens

Der Test wurde früher mit Lichtstrichen ausgeführt, die einige Sekunden fixiert wurden.

Bei *normaler retinaler Korrespondenz* werden beide Striche zu einem *Kreuz* vereinigt. Bei harmonisch anomaler retinaler Korrespondenz und kleinem Schielwinkel ist das Kreuz leicht verschoben. Sonst ist bei *anomaler retinaler Korrespondenz* der horizontale *Balken* gegen den vertikalen weit *verschoben*. Die Nachbilder sind, da es sich um ein entoptisches Verfahren handelt, auch bei geschlossenen Augen sichtbar. Ein Schielwinkelausgleich wie bei den anderen Methoden ist deshalb nicht erforderlich (Abb. 18).

Bei starker Suppression kann der Nachbildblitz für das führende Auge durch Rotfilter oder Bangerter Folien abgeschwächt werden.

Die Angabe einer anomalen retinalen Korrespondenz wird erst dann gemacht, wenn wirklich eine komplette Umwandlung von der normalen Korrespondenz her erfolgt ist. Dagegen zeigen sich am Synoptophor schon früh Anzeichen einer anomalen retinalen Korrespondenz.

Bagolinigläser sind Plangläser mit sehr feinen Rillen, wodurch die Sehschärfe kaum beeinflußt wird. Durch diese Rillen werden *Lichtpunkte zu Lichtstrichen oder Schweifen verzogen*. In der Regel werden die beiden Achsen der Schweife schräg gelegt, also bei 45° und 135°. Die sichtbare Achse ist durch zwei Punkte am Gestell markiert. Der Test wird im allgemeinen in 5 m Entfernung ausgeführt. Es kann auch im Nahbereich für 30–40 cm geprüft werden.

Vom Normalsichtigen werden die beiden Lichtschweife zu einem Kreuz mit Testlicht in der Mitte vereinigt. Ebenfalls positiv sind die Angaben bei Strabismus mit *normaler retinaler Korrespondenz* nach Winkelausgleich und gelegentlich bei *Mikrostrabismus* mit anomaler retinaler Korrespondenz. Wird bei Strabismus mit normaler retinaler Korrespondenz der Winkel nicht ausgeglichen, dann kreuzen die beiden Streifen nicht, es entsteht ein nach oben oder unten zeigendes V, oder ein X mit verschobenen Balken. Bei *harmonisch anomaler und bei normaler Korrespondenz* mit Suppression kann auch ein Lichtstreifen um das Testlicht herum unterbrochen sein.

Die Diagnose der *disharmonischen anomalen retinalen Korrespondenz* ist mit dem Bagolinitest schwierig. Der Patient kann ein Kreuz sehen, wenn sein Anomalienwinkel prismatisch ausgeglichen wird. Bekanntlich ist der Anomaliewinkel bei dieser Art der Korrespondenz aber sehr wechselnd.

Der **Rotglas-Höhenprismatest** wird am *Maddox-Kreuz mit einem Hellrotglas und einem Prisma* von etwa 10 pdpt ausgeführt. Durch das Prisma, dessen Basis nach oben oder unten gehalten wird (Vertikalprisma) wird das Bild eines Auges über die übliche Exklusionszone hinweg abgelenkt. Der Patient sieht am Maddox-Kreuz ein rotes und ein weißes Licht und kann beide leicht unterscheiden. Bei guten Angaben kann mit verschieden starken Höhen- und Horizontalprismen die Exklusionszone ausgemessen werden.

Bei Verwendung eines Höhenprismas Basis oben wird das Doppelbild unten wahrgenommen. Mit diesem Test kann die Korrespondenz diagnostiziert werden, wenn der objektive Winkel bekannt ist. Die Auswertung erfolgt nach den gleichen Regeln wie beim Synoptophor (Kap. 20.3.).

Der Test kann auch mit einem Dunkelrotglas oder dem Maddox-Stäbchen vorgenommen werden. Es liegen jetzt keine natürlichen Bedingungen mehr vor, da durch das Dunkelrotglas nur noch das Fixationslicht gesehen wird. – Zur einfachen *Doppelbildbestimmung* genügt allein das Rotglas.

Der **bifoveale Korrespondenztest** nach Cüppers (1961) soll noch kurz beschrieben werden. Das führende Auge fixiert über einen Spiegel das Licht des Maddox-Kreuzes. Mit einem Visuskop wird nach den Prinzipien der Fixationsprüfung (Kap. 16) der Visuskopstern auf die Fovea des abweichenden Auges projiziert.
Bei normaler retinaler Korrespondenz decken sich Fixationslicht und das Visuskopsternchen. Bei anomaler retinaler Korrespondenz wird der Stern auf eine Zahl projiziert, die spiegelbildlich gesehen wird und durch den Vergleich mit dem objektiven Schielwinkel kann die Art der Korrespondenz festgestellt werden.

20.3. Korrespondenzprüfung mit dem Synoptophor

Nach der Geräteeinstellung und der *Prüfung des objektiven Winkels* (Kap. 17.3.) folgt die *Bestimmung des subjektiven Winkels,* also des Winkels, den der Patient als seinen eigenen, von ihm gefundenen Schielwinkel einstellt. Die Bestimmung des subjetiven Winkels kann mit realen Objekten vorgenommen werden. Wir empfehlen kleine Simultanbilder wie etwa den Löwen und den Käfig. Sind mit diesen keine verwertbaren Angaben zu erhalten, dann sollte man auf mittelgroße Objekte übergehen (Abb. 19).
Bei der Bestimmung des subjektiven Winkels soll der Patient ein *Fixierobjekt* (Löwe) mit einem *Begleitobjekt* (Käfig) zur Deckung bringen. Das Einfangen des Löwen in den Käfig bereitet meist Schwierigkeiten. Wenn bei normaler retinaler Korrespondenz ein Hemmungsskotom vorliegt, wird der subjektive Winkel häufig als *Kreuzen der Bilder* („KdB" oder crossing) angegeben. Der Löwe kann bis an den Käfig bewegt werden, wird dann aber erst wieder auf der anderen Seite des Käfigs wahrgenommen. Mit großen Objekten die auch makulär oder paramakulär stimulieren, kann eventuell das Skotom überbrückt werden. *Exklusionszonen* bestimmt man wie bei der Perimetrie, indem man das Objekt vor dem Auge solange verschiebt bis es verschwindet und später wieder auftaucht. In mehreren Wiederholungen wird diese Zone genau ausgemessen.

Aus der Bestimmung des objektiven und des subjektiven Winkels läßt sich Folgendes ablesen:
1. Entspricht der objektive Winkel dem subjektiven Winkel, dann liegt normale retinale Korrespondenz vor, selbst wenn der subjektive Winkel als KdB im oder um den objektiven Winkel angegeben wird.

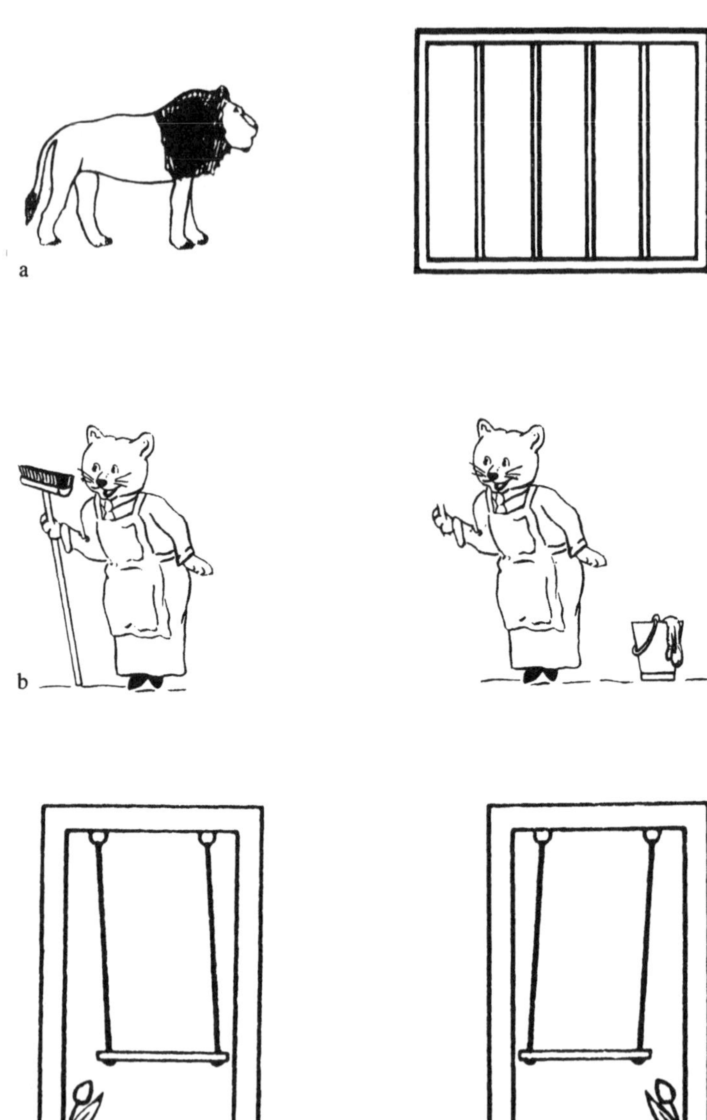

Abb. 19a–c. Synoptophorbilder. (a) Simultanbilder, (b) Fusionsbilder, (c) Stereopsisbilder

2. Beträgt der objektive Winkel zum Beispiel 10° oder weniger und der subjektive Winkel etwa 0° oder KdB bei 0°, dann liegt harmonische anomale retinale Korrespondenz vor.
3. Beträgt der objektive Winkel etwa 20° der subjektive etwa 10° oder KdB bei 10°, dann liegt disharmonische anomale retinale Korrespondenz vor.
4. Den Anomaliewinkel errechnet man aus der Differenz des objektiven vom subjektiven Winkel. *Beispiele*:
    I. Objektiver Winkel 18°, subjektiver Winkel 6°, Anomaliewinkel 12°.
    II. Objektiver Winkel 4°, subjektiver Winkel 0°, Anomaliewinkel 4°.
5. Bei größeren objektiven Schielwinkeln besteht oft monolaterale oder alternierende Exklusion und meist normale retinale Korrespondenz.

Wegen der *Apparatekonvergenz* nimmt der Winkel oft zu. Dadurch wird der Befund einer disharmonischen anomalen Korrespondenz ermittelt, obwohl eine harmonische anomale retinale Korrespondenz vorliegt. Unterschiede können auch durch die *Darbietungsart der Bilder* entstehen. Beim alternierenden Darbieten zur Messung des objektiven Winkels entsteht oft ein größerer Winkel als durch das Verschieben nur eines Synoptophorarmes zur Bestimmung des subjektiven Winkels. – Am Synoptphor erkennt man im Gegensatz zur Hering-'schen Nachbildmethode sehr früh die Tendenz zur Entstehung einer anomalen retinalen Korrespondenz.

Die Heringsche *Nachbildmethode* wird *auch am Synoptophor* ausgeführt. Die meisten Geräte verfügen über eine entsprechende Einrichtung. Die Auswertung der Ergebnisse wurde unter Kap. 20.2. besprochen. Außerdem kann man die Korrespondenz mit Hilfe des Haidingerschen Büschels und eines vertikal gestellten Nachbildstriches prüfen. Bei normaler Korrespondenz verläuft der Strich durch die Propellermitte des Haidingerschen Büschels (Kap. 27.2.).

Die weiteren Angaben entsprechen denen beim Heringschen Nachbildversuch.

21. Binokularsehen

Unter Binokularsehen versteht man die *Fähigkeit, mit beiden Augen gleichzeitig zu sehen*. Dieses Binokularsehen streben wir als zweiten großen Schritt der Schieltherapie an; der erste Schritt ist das monokulare Sehen beider Augen. Das Binokularsehen entwickelt sich nur günstig, wenn eine normale Korrespondenz vorhanden ist. Die einzelnen Grade des Binokularsehens sind das Simultansehen, die Fusion und das stereoskopische Sehen.

Wir haben in *Tabelle 1* Korrespondenz- und Binokularteste zusammengefaßt. Sie sind nach dem Grad der Trennung des Binokularsehens geordnet. Nr. 1 dissoziiert am geringsten, Nr. 11 am stärksten.

21.1. Simultansehen

Simultansehen besteht, wenn *mit beiden Augen gleichzeitig gesehen wird.* Der Seheindruck eines Auges wird nicht unterdrückt und es kommt auch nicht zu einem raschen Alternieren beider Augen.

Simultansehen *läßt sich mit dissoziierenden Methoden feststellen;* etwa mit dem Schweiftest nach BAGOLINI, dem Worth-Test und dem Synoptophor. In allen Fällen ist die Deutung dann einfach, wenn nur Suppression und kein Binokularsehen vorhanden ist. Beim Bagolinitest wird nur ein Strich angegeben, beim Worth-Test zwei oder drei Punkte und am Synoptophor nur das Bild einer Seite.

Das Prinzip des **Worth-Testes** besteht darin, daß *nur die Farben erkannt werden, die sich mit den Farben der Testbrille decken.* Benutzt man einen – roten – Filter (im Worth-Kasten), der nur das rote Ende des Spektrums durchläßt und einen zweiten – grünen – Filter (in der

Tabelle 1. Ausmaß der Dissoziation binokularer Teste (modifiziert nach BAGOLINI und BÉRARD et al.)

---

 1. Bagolini-Streifengläser
 2. Phasendifferenzhaploskop (Aulhorn)
 3. Polarisationsteste
 4. Hellrotglas
 5. Synoptometer (Cüppers)
 6. Synoptophor
 7. Dunkelrotglas
 8. Worth-Test
 9. Bifovealer Korrespondenztest (Cüppers)
10. negatives Nachbild (Hering)
11. positives Nachbild (bei geschlossenen Augen)

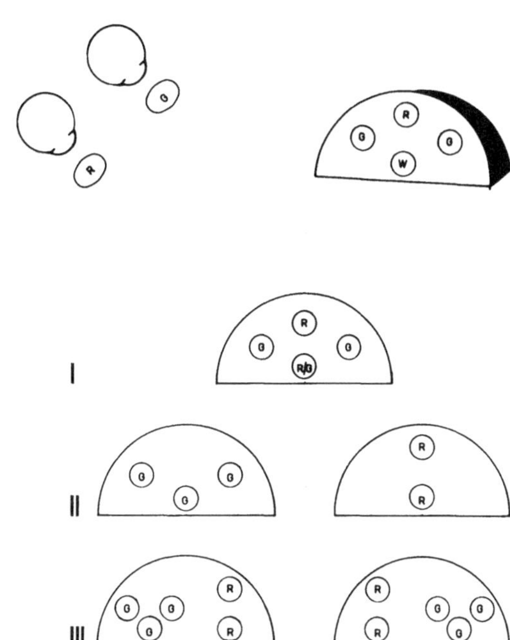

Abb. 20. Worthtest. I. Positive Angabe. II. Suppression des rechten Auges
(links) oder des linken Auges (rechts). III. Diplopie: homonym (links), hete-
ronym (rechts). G = grün, R = rot, R/G = Mischung rot – grün, W = weiß

Worth-Brille), der rot absorbiert, dann wird mit beiden Filtern nichts
mehr gesehen. Im Worth-Wandkasten finden sich zwei grüne, ein
roter und ein weißer Punkt. Meist wird das *rote Glas der Probierbrille
vor dem rechten Auge* getragen. Durch dieses Glas sieht man oben und
unten je einen roten Punkt, das linke Auge nimmt durch das grüne
Brillenglas drei grüne Punkte (rechts, links, unten) wahr. Beidäugig
sind *für den Normalsichtigen vier Punkte sichtbar:* Zwei grüne, ein
roter und ein rot-grün gemischter Punkt. Bei Bevorzugung eines Auges kann eine Farbe in dem vierten Punkt überwiegen. Bei *Exklusion*
eines Auges werden vom Patienten zwei rote oder drei grüne Punkte
angegeben. Werden fünf Punkte wahrgenommen, dann liegt *Doppelt-
sehen* vor (Abb. 20).

Der Patient sieht bei homonymer oder ungekreuzter *Diplopie* die roten Punkte rechts und die grünen Punkte links. Bei der heteronymen (gekreuzten) Diplopie ist die Situation umgekehrt. Beim Strabismus convergens wird homonyme Diplopie angegeben und beim Strabismus divergens heteronyme Diplopie. Heteronyme Diplopie kann auch bei Strabismus convergens mit anomaler retinaler Korrespondenz nach Operationen entstehen. In diesem Falle spricht man von paradoxer Diplopie.

Bei strenger Suppression ist der Test unergiebig. *Er bringt auch nur Hinweise auf die parazentrale binokulare Zusammenarbeit.* Deshalb findet man oft positive Angaben (vier Punkte) bei zentraler Suppression oder bei kleinen Schielwinkeln.

Der Worth-Test verursacht eine erhebliche Bildtrennung beider Augen und erschwert so die Fusion. Schon beim latenten Strabismus kommt es zu Diplopie. Deshalb wird der Worth-Test auch als grober Fusionstest verwendet.

Leider sind die Geräte nicht alle einheitlich. Es werden Geräte mit Punkten, Quadraten, Kreuzen oder Dreiecken verwendet und der Abstand zwischen diesen Zeichen ist unterschiedlich groß.

Auch am *Synoptophor* können wir das Simultansehen feststellen. Man benutzt dazu Simultanbilder. Das sind völlig verschiedene Bilder (z. B.: 1 × Löwe; 1 × Käfig). Werden die Bilder beider Augen, also Löwe und Käfig (Abb. 19) gleichzeitig gesehen, besteht Simultansehen. Je nach Größe der angebotenen Bilder wird nur die Fovea, die Macula oder die paramakulären Areale der Netzhaut stimuliert. Werden diese Bilder gleichzeitig gesehen, spricht man von simultaner fovealer Perzeption (SFP), simultaner makulärer Perzeption (SMP) und simultaner paramakulärer Perzeption (SPP).

21.2. Fusion

Unter Fusion versteht man die *Fähigkeit, die Bilder beider Augen,* die sich gering unterscheiden, *im Gehirn zu einem einzigen Bild zu verschmelzen.* Wir werden nur die *binokulare Fusion* besprechen und nicht die monokulare Fusion, die man einsetzen muß, um rasch aufeinanderfolgende Bilder zu vereinigen (Flimmerfusion). Im Gegensatz

52

zur kurzen Überlagerung zweier verschiedener Objekte besteht bei Fusion eine wirkliche Verschmelzung des Seheindruckes. Veränderungen des Winkels, unter dem die Bilder gesehen werden, durchbrechen das binokulare Einfachsehen nicht. Der bessere Begriff für die Fusion ist *Fusionsbreite,* um die Verschmelzungsfähigkeit auszudrükken. Normalwerte der Fusionsbreite variieren je nach Untersuchungsmethode, Objektgröße und Alter. Die Fusion ist in Konvergenzrichtung sehr gut (ca. 10°–20°), schlechter in Divergenzrichtung (ca. 4°–5°) und gering in der Höhe (ca. 1°–2°). Wenn die Fusionsbreite zu gering ist, können asthenopische Beschwerden entstehen. *Asthenopische Beschwerden bestehen aus Kopf- und Augenschmerzen, Bindehautrötung und rascher Ermüdung der Augen besonders bei Naharbeit.* – Um die *Fusionsbreite* zu prüfen werden entweder – wie beim *Synoptophor* – die Testbilder für beide Augen gegeneinander verschoben oder – mit Hilfe der *Prismenleiste* – die Blicklinien eines Auges abgelenkt. Durch Vorschalten des Prismas kommt es zur Fusionsbewegung eines Auges, während das andere Auge unverändert bleibt. Wird ein Prisma Basis außen gegeben, tritt eine Adduktionsbewegung auf. – Die Verwendung der *Bagolinibrille* ist zur Diagnose einer Exklusion sinnvoll. Bei der schrittweisen Steigerung der Dioptrienzahlen tritt zunächst immer kurzfristig Diplopie auf, die aber durch eine Fusionsbewegung vom Patienten ausgeglichen werden kann. – Nachdem die positive Fusionsbreite in die Konvergenzrichtung geprüft wurde, wird die negative Fusionsbreite in die Divergenzrichtung bestimmt. Die *Gesamtfusionsbreite* erhält man durch die Addition der beiden Zahlen.
Am *Synoptophor* werden zur Untersuchung der Fusion Fusionsbilder (Abb. 19), also gleiche Bilder verwendet, auf denen sich kleine unterschiedliche Kontrollmarken für jedes Auge befinden (z. B.: 2 × Bär; 1 × mit Besen; 1 × mit Eimer).
Wir verwenden auch den Hasen mit Blume (Kontrollmarke für ein Auge) und Schwanz (Kontrollmarke für das andere Auge) als kleines oder mittelgroßes Objekt.

21.3. Stereoskopisches Sehen

Räumliches Sehen ist vorhanden, wenn der Patient *Objekte im Raum in ihrer Lage zueinander genau beurteilen* kann. Das räumliche Sehen ist im Straßenverkehr wichtig und bei vielen technischen Berufen unerläßlich. Die Prüfverfahren des stereoskopischen Sehens beruhen auf einer Bildtrennung beider Augen. In zwei gleichen Bildern finden sich kleine unterschiedliche Kontrollmarken und leicht versetzte – querdisparate – Bildanteile. Mit den meisten Verfahren wird das stereoskopische Sehen nur für die *Nähe* geprüft, so mit dem Titmus-Test und mit verschiedenen Handstereoskopen. Für die *Ferne* erfolgt die Untersuchung u. a. mit dem Turville-Test. Der Bereich dazwischen wird mit dem Synoptophor geprüft (Kap. 17. 3.).

Die Bilder des *Titmus-Testes,* die räumlich gesehen werden, sind polarisiert und werden mit einer Polarisationsbrille betrachtet. Der Test besteht aus drei Teilen. Grobes räumliches Sehen prüft man mit der *„Hausfliege“,* deren Flügel angefaßt werden sollen. Die „Hausfliege“ ist leider *für viele kleine Kinder nicht brauchbar,* da sie vor diesem Tier einen Schreck bekommen. Besser eignen sich die drei Reihen mit *fünf Tierfiguren,* von denen je ein Tier vor der Bildebene gesehen wird. Für größere Kinder und Erwachsene benutzt man die *vier Ringe in neun verschiedenen Abstufungen,* von denen ebenfalls je ein Ring vor der Bildebene steht. Einer beiliegenden Tabelle können die Winkelsekunden entnommen werden, unter denen die Bilder gesehen werden (800 bis 40 Winkelsekunden bei 40 cm Abstand). Durch die seitliche Versetzung der Testbilder, die man monocular wahrnehmen kann, wird oft stereoskopisches Sehen vorgetäuscht.

Für die *Untersuchung in der Ferne* gibt es in den Sehzeichenprojektoren Stereoteste sowie den Pola-Test. Kurz soll der Turville-Test beschrieben werden, der nach dem Polarisationsprinzip arbeitet.

Mit Filtern werden je zwei polarisierte Kreuze und Ringe auf der Projektionstafel in 5 m Abstand betrachtet. Je nach Filterstellung erscheinen die Zeichen vor oder hinter der Projektionstafel. Mit dieser Methode kann die Qualität des räumlichen Sehens, in Winkelsekunden ausgedrückt, nicht angegeben werden.

Außer diesen Testen gibt es noch viele weitere Prüfverfahren, besonders die *Handstereoskope,* die wir nicht besprechen werden.

Es soll noch die Untersuchung des stereoskopischen Sehens am *Synoptophor* besprochen werden. Wir verwenden gleiche Bilder mit kleinen unterschiedlichen Kontrollmarken und leicht versetzten – querdisparaten – Bildanteilen (z. B.: 2 × Schaukelgerüst; 1 × rote

Blume rechts; 1 × blaue Blume links; Schaukel versetzt). Man notiert sich, wie die Schaukel vom Beobachter aus gesehen wird (Abb. 19). Eine Gegenkontrolle erhält man, indem man die Bilder in den beiden Synoptophorarmen umdreht. Auch diese Bilder werden wie die Fusionsbilder bei normaler Korrespondenz im objektiven Winkel und bei harmonisch anomaler retinaler Korrespondenz im subjektiven Winkel angeboten.

22. Schwierigkeiten während der Schieltherapie

Schwierigkeiten treten während der verschiedenen Stadien der Schieltherapie immer wieder auf. Wir müssen *auf die Probleme eingehen, dürfen aber das Ziel der Behandlung nicht aus den Augen verlieren.* Wird ein Kind wegen einer Behandlung bemitleidet, werden Versprechungen gemacht, daß die Behandlung nicht lange durchgeführt werden muß oder wird das Kind von anderen Kindern ausgelacht, dann wird trotz aller guten Reden der Orthoptistin oder des Arztes der kleine Patient nicht zur Fortsetzung der Behandlung bereit sein. Wir empfehlen deshalb den Eltern, die Personen, mit denen das Kind häufig zu tun hat, so zu informieren, daß diese *das Kind nicht oder nur fördernd auf die Behandlung ansprechen.*
Eventuell sollte das Kind auch für einige Zeit nicht zum Kindergarten geschickt werden, wenn es gerade dort immer wieder zu Schwierigkeiten kommt.

Problematisch ist es, wenn die Eltern selbst nicht von der Behandlung überzeugt sind oder nicht genug Zeit haben, sich intensiv mit dem Kind zu beschäftigen. In großen Kliniken wechseln häufig die behandelnden Orthoptistinnen und Assistenten. Jeder Untersucher legt auf etwas anderes besonderen Wert. Bei sehr hellhörigen Eltern entsteht dann der Eindruck einer ständig wechselnden Behandlungslinie.

Schwierigkeiten bereitet sowohl das konsequente Tragen der Brille und Okklusion sowie die Prismenbehandlung. Da bei der *Penalisation* weniger Probleme entstehen, wird diese Methode auch dann gerne angewendet, *wenn andere Behandlungsarten nicht anwendbar* sind.

Bei Hyperopie, die nicht mehr als 4 dpt beträgt, wird die *Brille* häufig abgelehnt, da das Kind ohne Brille genauso gut sieht. Bei einem Astigmatismus von 1 dpt und mehr werden dagegen die Brillen gut getragen, da die Sehschärfe durch die Korrektur zunimmt. Die Brille muß für das Kind möglichst bequem sein (Kap. 24.1). Wenn die Brille nicht getragen wird, hilft die kurzfristige Anwendung eines Cycloplegicums meist rasch. Im Vorschulalter gibt man einige Tage 2 × täglich 1 Tropfen Atropin 0, 5 %, im Schulalter 3 × täglich (8 Uhr, 12 Uhr, 16 Uhr) 1 Tropfen eines kurz wirkenden Mydriaticums.

Je konsequenter die *Okklusion* getragen wird, desto erfolgreicher ist die Behandlung. Es stehen verschiedene Okklusionsmöglichkeiten zur Verfügung.

Man beginnt mit der Pflastervollokklusion. Wenn die Haut trotz guter Pflege sehr leidet, kann man auf die Okklusion mit Schielkapsel oder die Brillenglasokklusion übergehen.

Große Probleme treten oft während der *Prismenbehandlung* auf. Durch die erhebliche Verzeichnung aller Objekte, die chromatische Aberration und die deutliche Beeinträchtigung der Sehschärfe kommt es gelegentlich zu einer ablehnenden Haltung des Kindes. Wir müssen die Eltern entsprechend vorbereiten und ihnen erklären, daß nun mit beiden Augen gesehen werden darf, daß die Okklusionsbehandlung im wesentlichen beendet ist und daß die Prismenbehandlung nur einige Monate dauern wird.

23. Okklusionstherapie

Die Okklusion wird als erste Methode besprochen, da sie als der *wichtigste Behandlungspunkt* betrachtet wird. Trotz der neuen Verfahren ist die sofort mit Schielbeginn begonnene, konsequent durchgeführte Okklusion immer noch die *beste Prophylaxe und Therapie der Amblyopie und der anomalen retinalen Korrespondenz*. Auch wenn es während der Prismenbehandlung durch Verlust eines Prismas zu Unterbrechungen kommt, muß die Okklusionstherapie die Lücke bis zur Fortsetzung der Behandlung ausfüllen.

Zu *Beginn* der Okklusionstherapie werden alle Probleme, wie Pflasterallergien oder psychologische Schwierigkeiten genau besprochen. Die ersten Tage der Okklusionsbehandlung sind ganz entscheidend. Werden sie gut durchgehalten, dann gewöhnt sich das Kind rasch daran und ist bereit, die Therapie zu akzeptieren.

23.1. Indikationen für Okklusionsbehandlung

Haben wir bei der Untersuchung ein manifestes Schielen festgestellt, dann ist eine Okklusion erforderlich. *Die Okklusion sollte bis zur Korrektur durch Prismen oder bis zur Operation ständig angewendet werden.* Auch beim alternierenden Strabismus ist die Pflastertherapie erforderlich. Beim intermittierenden Innen- oder Außenschielen darf meist nicht okkludiert werden, um den Strabismus nicht manifest werden zu lassen. Okklusionen werden bei Amblyopie und bei exzentrischer Fixation verordnet. Besteht eine Amblyopie ohne Strabismus, wird nur stundenweise okkludiert, um das vielleicht vorhandene Binokularsehen nicht zu zerstören.

Durch die Okklusionstherapie wird die Entwicklung zur anomalen retinalen *Korrespondenz* oft verhindert und die Aussichten, wieder eine normale retinale Korrespondenz zu erlangen, sind günstiger. Bei gut ausgeführter Okklusionstherapie ist die daran anschließende Prismenbehandlung zur Normalisierung der Korrespondenz wesentlich erfolgreicher. Für die Korrespondenzbehandlung ist eine Pflastervollokklusion erfolgversprechender als eine Brillenglasokklusion, da auch die mitokkludierte Netzhautperipherie eine wichtige Rolle für die Korrespondenz spielt.

Bei schweren *okulären Mißbildungen* wie Aderhautcolobomen, einer Arteria hyaloidea persistens, Toxoplamoseherden und bei Aphakie wird wie bei Schielamblyopie okkludiert. ADELSTEIN hat 1973 gezeigt, daß bei diesen Mißbildungen noch erstaunliche Visusverbesserungen erreicht werden können. Der Grund liegt in der Reaktivierung noch gesunder Sinneszellen. Die Behandlung wird abgebrochen, wenn man feststellt, daß trotz korrekter, mindestens 6 Monate langer Okklusion keine Besserung erzielt wurde. Besteht bei kleinen Kindern der *Verdacht auf eine Abducensparese,* so ergibt die Probeokklusion in der Sprechstunde schon häufig nach kurzer Zeit, daß die Abduktion doch

möglich ist. Wenn dies nicht der Fall ist, wird eine längere Okklusionszeit zur Prüfung erforderlich. Häufig kann man erst nach einigen
Wochen das Vorliegen einer Abducensparese bejahen oder ausschließen. Bei *Zwangshaltungen* wird vor der Okklusion genau abgeklärt,
ob nicht Binokularsehen vorliegt. In diesem Falle sollte nicht okkludiert werden. Zur Besserung der Sehschärfe ist eine Okklusionstherapie auch bei älteren Kindern mit *Mikrostrabismus* angezeigt.

23.2. Okklusionsarten

Zur Okklusion kann man *Pflaster,* eine *Schielkapsel* oder eine *Abdekkung des Brillenglases* verwenden. Geringere Behinderungen werden
durch *Sichtokklusive* oder durch *Atropin-Augentropfen* hervorgerufen. Die verschiedenen Okklusionsarten richten sich nach dem Lebensalter des Kindes, nach seiner Pflasterverträglichkeit, nach Amblyopie und Korrespondenz sowie nach schulischen und psychischen
Schwierigkeiten.

BANGERTER trennt die sonst synonym gebrauchten Begriffe Voll- und Totalokklusion. Unter Vollokklusion versteht er Maßnahmen, die das Netzhautzentrum, nicht aber die Peripherie betreffen, z. B. die Brillenglasokklusion.

Bis zum ersten Lebensjahr wurde früher 0,5 oder mehrprozentiges
Atropin zur Benachteiligung des führenden Auges verwendet. Wir
benutzen seit einiger Zeit *nur noch Pflasterokklusive, auch während
des ersten Lebensjahres.* Die Pflasterokklusion ist viel wirksamer als
Atropin und es stehen heute genügend Pflastersorten zur Verfügung,
sodaß bei Überempfindlichkeit das jeweils verträglichste Pflaster herausgefunden werden kann. Auch die Befürworter der Atropintherapie geben die Tropfen nur bis ins zweite Lebensjahr.

Nach längerer Gabe von Atropin muß mit einer Empfindlichkeitsänderung an
den Synapsen gerechnet werden. Es sind Fälle bekannt, bei denen nach plötzlichem Abbruch einer monatelangen Atropinmedikation kurzfristige Allgemeinerscheinungen wie Übelkeit, Erbrechen und Blutdruckkrisen auftraten
(SCHÄFER u. SAUERLAND, 1976).

Als Pflasterokklusive verwenden wir folgende Fabrikate (Abb. 21):

Leuko-Augenverbände für Kinder, Beiersdorf Nr. 1356 (15 Pflaster pro
Packung)

58

Poroplast-F Augenverbände für Kinder, Lohmann Nr. 34123 (Okklusionsverbände, 5 Pflaster pro Schachtel)
Porofix-Pflasterrolle, Beiersdorf Nr. 30022, 5 cm × 5 m, zur Selbstherstellung des Okklusives durch Gegenkleben eines kleinen Stückes.

Leuko-Augenverbände stören kosmetisch am wenigsten. Poroplast-F Augenverbände dagegen werden besser vertragen und sind besonders für ganz kleine Kinder geeignet.

Außerdem kann man Stoff oder Mull zusammen mit Leukosilkpflaster, Leukovliespapierpflaster oder ähnlichen Pflastersorten verwenden. Wir empfehlen die *Pflege der Haut*, besonders während der Nachtzeit, durch Auftragen einer einfachen Hautcreme. Bei uns haben sich Penatencreme, Bepanthen-Augensalbe und Aristamid-Gel bewährt. Pflaster lassen sich durch Befeuchten mit Benzin oder Wasser leichter ablösen.

In Verbindung mit der Brille verwenden wir zwei *Schielkapseln.*

Die Oculus Schielkapsel Nr. 4398 ist weich und legt sich gut an, muß aber meist nasal etwas zugeschnitten werden. Als zweite Möglichkeit verordnen wir die kleinere Sigetris-Schielkapsel Normal, die am Brillenglas drehbar befestigt wird (Abb. 22).

Zur *Brillenglasokklusion* nehmen wir aus der Reihe der Bangerter-Einschleichokklusive das Vollokklusiv, dann Folien der Firma dc-fix in neutralen Farben, einfaches Pflaster (z. B. Porofix), oder die Leukoflex-Pflasterrolle 5 cm × 5 m von Beiersdorf Nr. 1134. Auch wenn nach der Vollokklusion eine Hautreaktion auftritt, können die Pflasterokklusive (Leukoverbände, Poroplast-F) einige Tage auf das Brillenglas geklebt werden.

Bei nicht funktionellen Fällen und leichter Amblyopie können *Sichtokklusive* benutzt werden. Sie werden auch bei Diplopie (Kap. 31) und wenn eine Amblyopie bei einem intermittierenden Strabismus besteht, angewendet (Abb. 23).

Sichtokklusive werden auch bei Nystagmus verordnet, Wir empfehlen die *Bangerter-Folien, d. h. Einschleichokklusive verschiedener Stärke.*

Außer dem Vollokklusiv sind die Abstufungen: dichter als 0,1; ca. 0,1; ca. 0,3; ca. 0,4; ca. 0,6; ca. 0,8; ca. 1,0 erhältlich. Diese Folien sollen die Sehschärfe eines Auges mit Visus 1,2 auf den angegebenen Wert herabsetzen, also durch eine Folie von ca. 0,4 auf 0,4. Für die Schielbehandlung verwenden wir nur Sichtokklusive der Stärken zwischen 0,3 und 0,8. Die Folien sollte man jeweils nur zwei Wochen verwenden, da sie leicht zerkratzen und dann durchsichtiger werden.

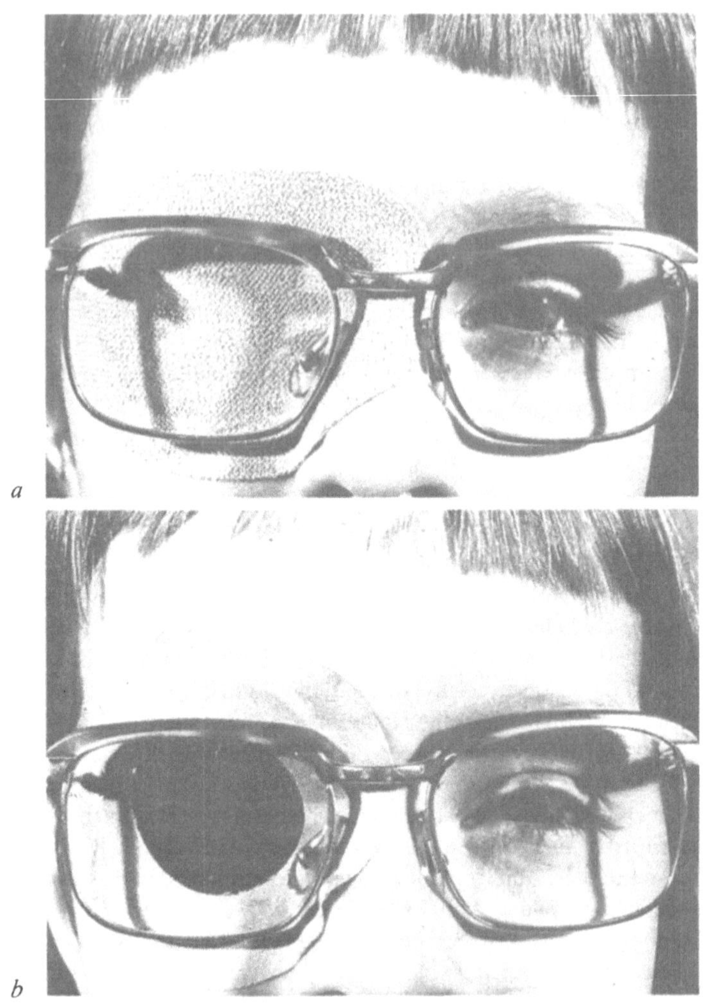

Abb. 21 a–d. Verschiedene Okklusionsarten. (a) Leuko-Augenverband. (b) Poroplast-F-Augenverband. (c) Porofix-Pflaster auf dem Brillenglas. (d) Augenkompresse mit Leukosilk-Pflasterstreifen

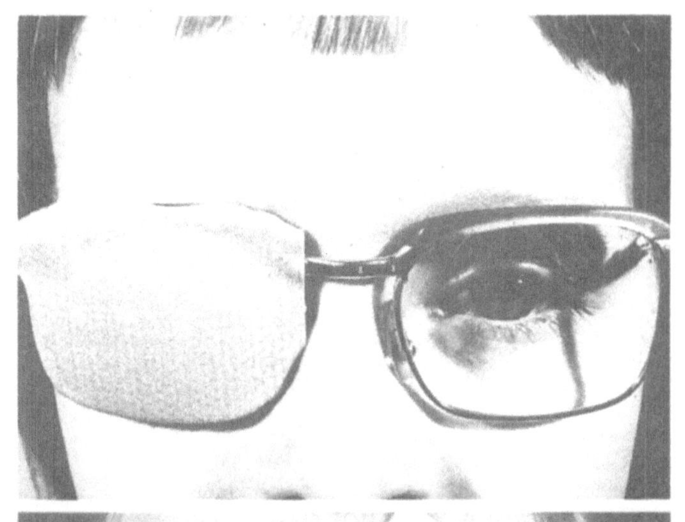

c

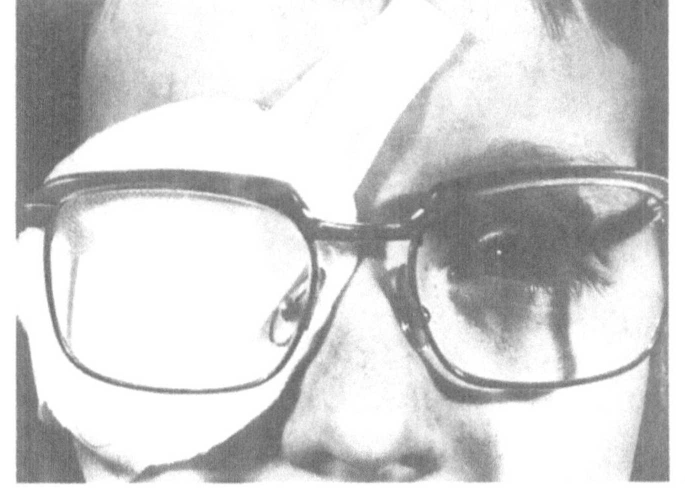

d

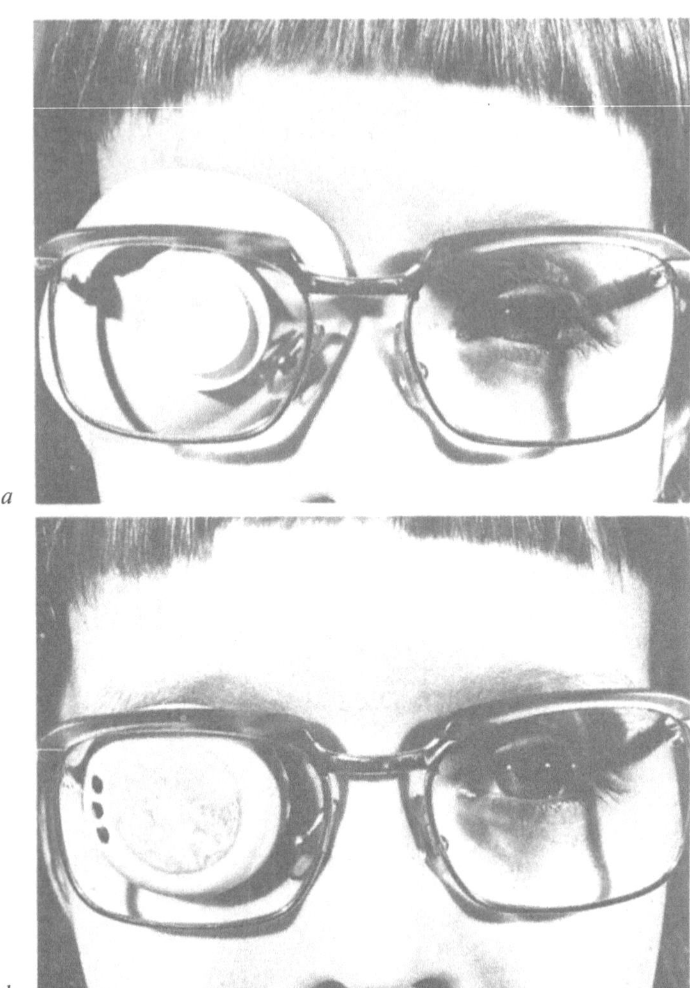

Abb. 22 a u. b Schielkapseln. (a) Oculus Schielkapsel. (b) Schielkapsel Sigetris N

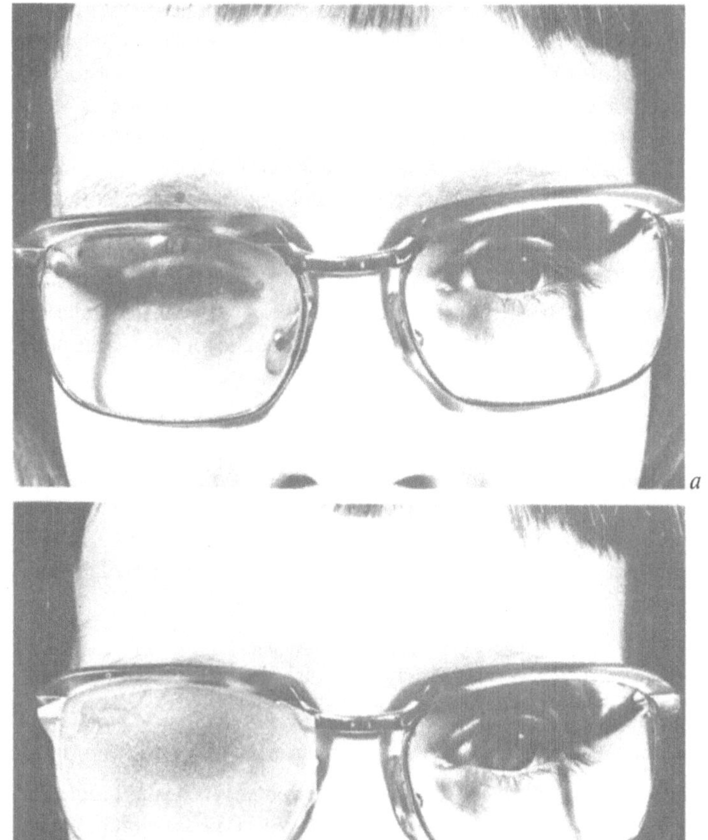

Abb. 23a u. b. Sichtokklusive. (a) Bangerter Einschleichfolie ca. 0,3. (b) Leukoflex Pflasterrolle

Es ist sehr praktisch, die *Folien in Diarähmchen* zu fassen. Verbindet man die verschiedenen Rähmchen mit zwei Leisten wie im Lehrbuch von Aust abgebildet, kann man bei der Untersuchung schnell herausfinden, welche Folie erforderlich ist. Man sieht, wie stark der Visus herabgesetzt wird, ob das schwächere Auge die Fixation übernimmt oder ob ein latenter Nystagmus manifest wird. Bei der Verordnung sollte man sich an der Sehschärfe des amblyopen Auges orientieren.

Beispiel I: Sehschärfe des amblyopen Auges 0,8; empfohlene Folie 0,6 oder 0,8; Beispiel II: Sehschärfe 0,5; Verordnung einer Folie von 0,4 oder 0,3.

In Zweifelsfällen wird eher die dichtere Folie, also im zweiten Falle 0,3 verwendet. Häufig hält das führende Auge trotz Bangerter-Folie noch die Fixation.

23.3. Okklusionsrhythmus

Atropin wird normalerweise *im Wochenrhythmus* getropft. Es wird immer ein Tropfen einer wäßrigen 0,5%igen, gelegentlich auch einer 1%igen Atropinlösung pro Tag in ein Auge gegeben.

Beispiel I: Bei monolateralem Strabismus: Rhythmus von zwei Wochen, d. h. eine Woche Atropingabe in das führende Auge, dann eine Woche Pause und dann erneut eine Woche Atropin in das führende Auge usw.
Beispiel II bei alternierendem Strabismus: Eine Woche Atropin in das rechte Auge, eine Woche Pause, eine Woche Atropin in das linke Auge usw.

Eine andere Möglichkeit ist, an drei Tagen einer Woche die Tropfen in ein Auge zu geben und in der nächsten Woche in das andere Auge. *Wenn die Atropinkur keinen Erfolg bringt, muß unbedingt okkludiert werden.*
Bei *regulärer Okklusion* wird das führende Auge länger und das amblyope oder schielende Auge kürzer abgedeckt. Der *Okklusionsrhythmus* wird meistens *in Tagen* angegeben. Man richtet sich nach dem *Lebensalter des Kindes.* Bei unzuverlässigen Patienten oder kleinen Kindern, die nicht kurzfristig kontrolliert werden können, ist diese Regel besonders wichtig. *Wird das gute Auge zu lange okkludiert, dann entsteht* an diesem Auge eine *Okklusionsamblyopie,* die zwar wieder behoben werden kann, aber doch eine vermeidbare Panne der Therapie darstellt.

64

Bei *1 bis 2 jährigen Kindern* okkludiert man im Rhythmus 1 : 1, 2 : 1 oder 2 : 2, gelegentlich auch 3 : 1. Bei einem *3 jährigen Kind* darf ein Auge nicht länger als 3 Tage okkludiert werden. Bei den älteren Kindern, etwa *ab dem 4. Lebensjahr,* braucht man sich nicht mehr genau an diese Faustregel zu halten. Damit sich die Eltern *an den Wochentagen orientieren* können, wählt man einen Rhythmus, dessen Gesamtzahl sieben ergibt; also 4 : 3, 5 : 2, 6 : 1.

Eine andere Möglichkeit, um rasch Alternieren zu erreichen, ist die *Dauerokklusion* des führenden Auges. Diese Behandlung ist auch bei kleinen Kindern möglich, wenn wir das *Kind kurzfristig kontrollieren* können. Ab dem 4. Lebensjahr kann die Kontrolle wesentlich länger hinausgeschoben werden. Bei Besprechung des Okklusionsrhythmus müssen die Eltern immer wieder darauf hingewiesen werden, möglichst konsequent zu okkludieren, d. h. die Okklusion höchstens während des Schlafens zu unterbrechen.

Auch der *Abschluß der Okklusionstherapie* erfolgt nach bestimmten Regeln. Wesentlich ist, daß ein alternierender, kosmetisch unauffälliger Strabismus besteht, und keine weiteren Maßnahmen zur kompletten Ausheilung des Strabismus geplant sind. Das Kind muß mindestens 5 Jahre oder älter sein; es sollte also nicht mehr im Alter des raschen physiologischen Visusanstieges sein (Kap. 15). Andererseits leiten wir, wenn möglich, den Abschluß der Okklusionsbehandlung aus seelischen Gründen vor dem Schuleintritt ein.

Bei einem frei *alternierenden Strabismus* kann die Okklusion abrupt beendet werden. Das Kind wird dann in kurzen Abständen (3–4 Wochen) kontrolliert und der Visus beider Augen unter genau gleichen Bedingungen überprüft. Zeigt sich nach *einigen Kontrollen* eine Stabilisierung des Befundes ohne Visusabfall, dann kann auf vierteljährliche, später halbjährliche und zuletzt jährliche Kontrollen übergegangen werden.

Liegt kein alternierender Strabismus, sondern noch ein streng *monolateraler Strabismus* oder eine *geheilte exzentrische Fixation* vor, so muß die Okklusionsbehandlung in anderer Form abgeschlossen werden. Dazu können wir die stundenweise Okklusion oder Sichtokklusive anwenden. Man reduziert die Tagesokklusion zunächst auf eine *Halbtagesokklusion* (Nachmittag) des führenden Auges. Sinkt die Sehschärfe nicht ab, geben wir die *Okklusion für 3 Stunden, dann für 2 Stunden.* Die Okklusionsdauer kann bei Bedarf am Wochenende etwas länger sein (*Beispiel:* Montag bis Freitag 3 Std tgl., Samstag und Sonntag halbtags). Der Abschluß der Behandlung dauert im Gegensatz zum alternierenden Strabismus oft länger. Es können Jahre (bis ins Pubertätsalter) vergehen, da man eventuell auf einer Stufe der Okklusionsverminderung lange verharren muß.

Am stärksten wirken *Pflasterokklusive* auf der Haut, weniger *Pflaster oder Folien auf dem Brillenglas.* Letztere sind aber ebenso wie *Schielkapseln* für einen längeren Therapiezeitraum praktischer.

Mit Sichtokklusiven findet die Okklusion in schwächerer Form *ganztägig* statt. Das Okklusiv ist am Brillenglas fixiert. Wenn die Brille getragen wird, kann es nicht so leicht vergessen werden wie die stundenweise Okklusion. Leider stört das Okklusiv während des Schulunterrichtes. Unter exakter Visuskontrolle baut man diese Behandlung in der vorgegebenen Reihenfolge der Einschleichokklusive (BANGER=TER) ab. Zuerst wird die Folie „stärker als 0,1", dann stufenweise immer schwächere verwendet.
Um auch in diesem Stadium der *Nachsorge* die Mitarbeit und das Verständnis des Patienten und der Eltern zu erhalten, erklären wir zu Beginn, daß es sich um einen *Versuch* handelt und daß bei raschem Visusabfall wieder wie vorher okkludiert werden muß.

23.4. Inverse Okklusion

Unter inverser Okklusion versteht man die *Okklusion des amblyopen, exzentrisch fixierenden Auges.* Das Ziel dieser Therapie ist die *Lockerung der pathologischen Fixation* um nachfolgend eine zentrale zu erhalten. Ist die Fixation fest exzentrisch, empfehlen wir in jedem Alter mit dieser Form der Okklusion zu beginnen .
Beispiel: 3 bis 8 jähriges Kind mit fester exzentrischer Fixation. Zunächst inverse Okklusion bis unstet exzentrische Fixation erreicht ist. Das kann 3 Monate und länger erforderlich sein. Dann weitere Behandlung mit regulärer Okklusion.

Bei erfolgloser inverser Okklusion Versuch mit der apparativen Pleoptik (Kap. 27.2.).

Beim *Übergang zur regulären Okklusion* bestehen bei stark amblyopen Schulkindern große Schwierigkeiten. Wir helfen uns mit einem

66

Halbtagesrhythmus mit inverser Okklusion am Vormittag und regulärer Okklusion am Nachmittag und am Wochenende. Nicht immer können wir durch die inverse Okklusion eine feste exzentrische Fixation lockern. Ab dem 4. bis 5. Lebensjahr gelingt dies seltener. – Während einer regulären Okklusionstherapie kann die *Fixation nach temporal der Fovea* abrutschen. Wir müssen dann eine Periode mit inverser Okklusion einschieben, da Fälle mit temporaler Fixation sehr therapieresistent sind. Eine temporale Fixation verhindert man auch durch *häufige Kontrollen* in der Zeit, in der sich die Fixation schon gelockert hat, aber noch nicht sicher zentral ist.

23.5. Kontrolle der Okklusionstherapie

Bald nach Beginn der Okklusionsbehandlung bestellt man den Patienten wieder ein, um die entstandenen *Probleme* (z. B. Pflasterallergien) zu *besprechen.*
Der Therapieerfolg wird anhand des Visus, der *Fixation* und des *Abdecktestes* kontrolliert.
Obwohl Visus und Fixation bereits bald eine Besserung zeigen, besteht oft noch ein streng einseitiger Strabismus. Die Sehschärfe des schlechteren Auges kann sogar besser werden als die des führenden Auges. Wir okkludieren trotzdem im alten Rhythmus weiter und versuchen Alternieren für Ferne und Nähe zu erreichen. – Man beobachtet die Kinder einige Minuten ohne Okklusion, um die Führung eines Auges sicher beurteilen zu können, da direkt nach Abnahme des Pflasters leicht der Eindruck entsteht, daß das nicht führende Auge schon gut fixieren kann.
Die *Kontrolluntersuchungen* während der Okklusionsbehandlung können im Gegensatz zum orthoptischen Status *in 5 Minuten* abgeschlossen werden.

Wir müssen die Kinder häufig sehen, so lange unregelmäßig, d. h. 2 : 1, 6 : 1, 4 : 3 okkludiert wird. Wenn ein alternierender Rhythmus erreicht ist, können die Kontrollen in größeren Abständen (ca. $^1/_4$ Jahr) erfolgen.

24. Brille

Die meisten Probleme, die die Brillenverordnung betreffen, sind jedem Augenarzt geläufig. Deshalb besprechen wir in den nachfolgenden beiden Kapiteln nur Fragen, die mit der Schieltherapie zusammenhängen. Zur Verordnung von *Kontaktlinsen* während der Schielbehandlung soll kurz Stellung genommen werden. Außer *bei Anisometropie oder einseitiger Aphakie* raten wir in der aktiven Phase der Therapie – ca. bis zum 8. Lebensjahr – davon ab, die Brille durch Kontaktlinsen zu ersetzen, weil Okklusions- und Prismenbehandlung dann nur schlecht ausgeführt werden können. Bei der Verordnung im Pubertätsalter sollte sowohl der orthoptische wie auch der kosmetische Status berücksichtigt werden.

24.1. Brillenverordnung und -kontrolle

Nach der Refraktionsbestimmung werden die gefundenen sphärischen Minuswerte und die Zylinderwerte voll verordnet. Die sphärischen Pluswerte werden bis zum 3. Lebensjahr ebenfalls voll gegeben. Danach ziehen wir bei der Erstverordnung 0,5 dpt ab. Unterkorrekturen nehmen wir nur selten vor, eventuell eine halbe Dioptrie bei Hyperopien ohne Strabismus und bei Neigung zur postoperativen konsekutiven Divergenz. Treten Schwierigkeiten beim Brillentragen auf, dann verhalten wir uns wie schon in Kap. 22 beschrieben.

Wir legen Wert darauf, daß auch *höhere Zylinderwerte sofort voll verordnet* werden und lehnen das früher empfohlene „Einschleichen" ab. Der Visusanstieg kann bei höherem Astigmatismus Wochen und Monate dauern.

Beispiel: Die Erhöhung des Zylinderwertes von 2,0 dpt auf die tatsächlich erforderlichen 5,0 dpt erbrachte bei einem 8jährigen Mädchen erst nach 4 Monaten einen Visusanstieg von 0,2 auf 0,9.

Ähnlich verhält man sich bei hohen *Anisometropien,* wobei auch *Differenzen von 10 dpt voll verordnet* werden. Dies wird von kleinen Kindern toleriert und der gleichzeitige gute Visusanstieg bestätigt das Vorgehen. Je früher solch hohe Differenzen verordnet werden, desto günstiger ist es, da die Kinder sich noch im Stadium der plastischen optischen Reflexe befinden. Hat sich ein Kind einmal an diese Differenz gewöhnt, dann verliert es auch als Erwachsener diese Fähigkeit nicht mehr.

Bei einer Aufstellung von tausend Schielkindern aus sechs Geburtsjahrgängen stellten wir fest, daß bei zwei Dritteln der Kinder gar kein oder nur ein Refraktionsunterschied von einer halben Dioptrie zwischen beiden Augen bestand. Bei einem weiteren Drittel der Fälle betrug der Unterschied 0,75 bis 3,0 dpt. Lediglich 48 Kinder = 5 % hatten eine Anisometropie von mehr als 3 dpt.

Nach der Refraktionsbestimmung weisen wir die Eltern darauf hin, daß die Brillengestelle wegen des Gewichtes nicht modisch groß sein sollen und daß *häufige Brillenkontrollen* durchgeführt werden. Jede neu verordnete Brille muß bei der nächsten Untersuchung auf die *Inklination,* also den Stellungswinkel des Glases zum Auge und auf *Brechkraft und Zentrierung* kontrolliert werden. Oft sind die Gläser nach außen und unten dezentriert. Die falsche Zentrierung kann schon durch den schlechteren Visus oder durch eine Zwangshaltung des Kindes bei der monokularen Visusprüfung auffallen. Das Kind versucht, besonders bei höherem Astigmatismus, mit einer Kopfdrehung durch die Glasmitte zu sehen.

Die prismatische Abweichung dezentrierter Brillengläser wird nach folgender Regel errechnet:
Prismatische Abweichung (pdpt) = Dezentrierung (cm) × Brechkraft des Glases (dpt)
Beispiel: Dezentrierung um 8 mm, Brillenglas hat + 6,5 dpt = 0,8 × 6,5 = 5,2 pdpt.

Je höher also die Minus- und Pluswerte der Brille sind, desto stärker ist der prismatische Effekt einer Dezentrierung.
Bei Schielkindern raten wir von *getönten Gläsern* ab. Bei stärkeren Ametropien (etwa ab 8 dpt) oder sehr unruhigen Kindern verordnen wir *Kunststoffgläser.* Wir müssen den Eltern sowohl den Vorteil der Gewichtseinsparung und der größeren Sicherheit, als auch den Nachteil der höheren Empfindlichkeit dieser Gläser erklären. Von Versprechungen, daß die Brille nur bis zum Schuleintritt oder bis zum 10. oder 14. Lebensjahr getragen werden muß, ist sehr abzuraten.

24.2. Bifokalbrille und akkommodativer Strabismus

Die Bifokalbrille wurde bis jetzt nur bei rein oder vorwiegend *akkommodativem Strabismus mit Konvergenzexzeß* angewendet. Wir verordnen sie aber auch bei *partiell akkommodativem Strabismus mit Konvergenzexzeß,* wobei wir unter Konvergenzexzeß eine überschießende akkommodative Konvergenz verstehen. Liegen die genannten Indikationen vor, verordnen wir eine Bifokalbrille oder für einen kurzen Zeitraum eine der Alternativen wie Linsenfolien oder Miotica. Auch bei einigen Fällen von *Strabismus divergens intermittens* wenden wir eine Bifocalbrille, häufiger aber Linsenfolien oder Miotica an (SCHÄFER, 1974).

Beim rein oder vorwiegend **akkommodativen Strabismus** mit Konvergenzexzeß besteht mit Brille für die Ferne Parallelstand oder nur ein sehr geringer Schielwinkel. Der Nahwinkel kann durch ein zusätzliches Plusglas, meist von 2–3 dpt-Stärke so vermindert werden, daß auch in der Nähe ein Geradstand oder nur eine latente Abweichung besteht.

Beim *partiell akkommodativen Strabismus mit Konvergenzexzeß* wird der Schielwinkel in der Ferne nach Refraktionsausgleich nur wenig vermindert. Der Winkel in der Nähe ist aber noch deutlich größer als in der Ferne. Durch die Bifokalbrille erhält man einen gleichen Winkel für Ferne und Nähe.

Der **Prismenausgleich** (bei normaler retinaler Korrespondenz) oder die *Prismenüberkorrektur* (bei anomaler retinaler Korrespondenz) ist mit Bifokalbrille leichter durchführbar, da *geringere Prismenstärken benötigt* werden. Bei der Operation richtet man sich dann nur nach dem Fernwinkel und auch der prismatische Ausgleich postoperativer Restwinkel ist leichter auszuführen.

Bei der *Prismenüberkorrektur* zur Behandlung der anomalen retinalen Korrespondenz haben wir häufig festgestellt, daß eine *Winkelvergrößerung im Nahbereich* auftritt. Wir haben dieses Phänomen als Versuch aufgefaßt, den Anomaliewinkel wenigstens im Nahbereich unter Einsatz der Konvergenz aufrecht zu erhalten.

Wir kontrollieren dann den Befund mit Vorhängern von + 2 oder + 3 dpt, unterbrechen die Prismenbehandlung, verordnen eine Bifokalbrille und führen danach die Prismenbehandlung weiter fort.

Manchmal wird eine Bifokalbrille aus **kosmetischen Gründen** verordnet, um den großen Nahwinkel dem kleinen Fernwinkel anzugleichen. Das gute Resultat einer *kosmetischen Schieloperation* kann durch einen Konvergenzexzeß in den ersten postoperativen Tagen zerstört werden. Die postoperative Augenstellung kann nach unseren Erfahrungen durch eine Bifokalbrille stabilisiert werden. Nicht nur aus kosmetischen Gründen wird eine Bifokalbrille bei einem *Mikrostrabismus mit Konvergenzexzeß* verordnet. So kann nämlich eine Winkelvergrößerung verhindert werden, und das Binokularsehen auf der Basis der anomalen retinalen Korrespondenz kann sich leichter für alle Entfernungsbereiche entwickeln.

Gelegentlich wenden wir bei **Strabismus divergens intermittens** eine Bifokalbrille an. Diese Verordnung betrifft aber nur die Zeit der Operationsvorbereitung und die postoperative Phase. Der Patient ist gewöhnt, mit Hilfe der Konvergenz in der Nähe einen Parallelstand mit Binokularsehen aufrecht zu erhalten und kann deshalb zunächst nicht die überschießende Konvergenz aufheben. Durch Linsenfolien oder eine Bifokalbrille kann häufig für die Nähe Parallelstand erreicht werden.

Zur **Bestimmung** einer Bifokalbrille muß man Brillenvorhänger zwischen + 3 und − 3 dpt in Halbdioptrienstärken vorrätig haben. Mit dem Vorhänger, aber auch mit Probiergläsern, wird der Winkel in der Nähe durch den Prismenabdecktest bestimmt. Besteht mit dem Vorhänger noch eine Divergenzstellung, wird in Halbdioptrienstufen der Nahzusatz verringert. Geringe Verminderungen des Nahwinkels gegenüber dem Fernwinkel brauchen nicht geändert zu werden.

Beispiel: Ferne 18 pdpt, Nähe 16 pdpt.

Die Bifokalbrille wird vor jeder **Brillenkontrolle** überprüft. Ist der Nahwinkel wesentlich kleiner geworden, wird mit Minusvorhängern bestimmt, um wieviel Dioptrien der Nahteil vermindert werden kann.

Die Verordnung von *Bifokalbrillen* ist − nach unserer Erfahrung − besonders *bei 5- bis 7jährigen Kindern* erforderlich. Das ergab eine Übersicht über je 100 Kinder von acht Geburtsjahrgängen mit manifester Schielabweichung. Bei den 4 Jahre alten Kindern hatten 7% und bei den 7 Jahre alten Kindern 37% eine Bifokalbrille. Den älteren Kindern wurden wieder weniger Brillen verordnet oder der Nahzusatz reduziert und bereits wieder eine ungeteilte Brille verschrieben.

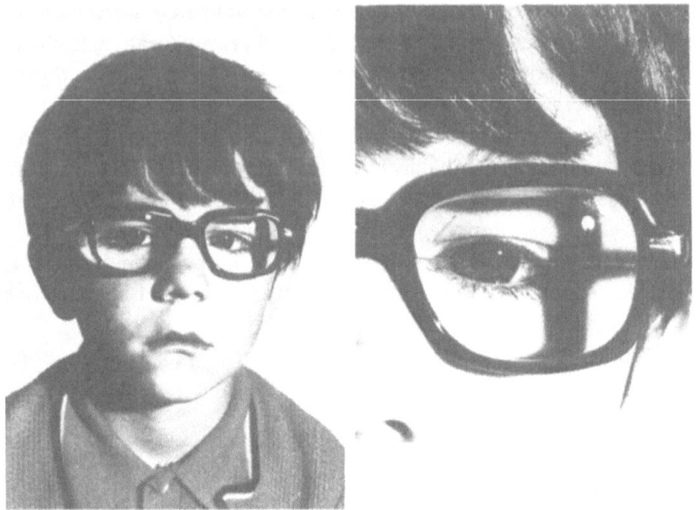

Abb. 24. Bifokalbrille mit horizontaler Trennungslinie zwischen Fern- und Nahteil

Der **Nahteil** muß *möglichst hoch* sitzen, damit beim Nahblick, der mit einer geringen Blicksenkung einhergeht, auch sicher hindurch gesehen wird. Am besten wird diese Forderung erfüllt, wenn die *Trennungslinie – bei Fernblick – genau durch die Pupillenmitte* geht. Die Trennlinie soll waagrecht oder leicht gebogen bis zum Brillenrand verlaufen. Bei Verordnung muß vom Augenarzt eine *Anweisung für den Hersteller* mitgegeben werden und die Brille muß bei der nächsten Untersuchung kontrolliert werden (Abb. 24).

Eine **Alternative** zur Bifokalbrille stellt die *Okklusion der unteren Brillenglashälfte oder beider nasalen Hälften* dar. Beide Verfahren können nur kurzfristig angewendet werden, da die Kinder beim Lesen bald über diese Okklusion schauen. Zur kurzfristigen Anwendung sind aber *Linsenfolien* aus Kunststoff zu empfehlen, wie sie von der Optical Science Group (OSG) ähnlich den Prismenfolien entwickelt wurden. Die Folie wird in der Mitte durchgeschnitten und je eine Hälfte am unteren Brillenglas angeheftet. Die Sehschärfe wird durch die Rillen der Linsenfolien etwas vermindert.

Früher haben wir als **Mioticum** gelegentlich *Pilocarpin* kurzfristig verordnet. Die Erfolge waren nicht immer gut. Deshalb haben wir jetzt darauf verzichtet. Das Wirkungsprinzip der Miotica, die peripher ausgelöste Akkommodation unter Vermeidung zentraler Impulse zur akkommodativen Konvergenz, ist in der letzten Zeit umstritten.

Die *irreversiblen Cholinesterasehemmer* wie DFP (= Diisopropyl-fluorophosphat), Mintacol oder Phosopholinjodid verwenden wir wegen der erheblichen Nebenwirkungen (Iriscysten, extreme Miosis, Linsentrübung, Gefahr der Ablatio bei Myopie, Allgemeinbeschwerden) nicht.
Von der beidseitigen Internusschwächung (Rücklagerung, Fensterung) bei Konvergenzexzeß ist im allgemeinen abzuraten. Diese **Operationen** zeigen weder einen großen Einfluß auf den Schielwinkel noch wird der eigentliche Zweck, die Behebung des Konvergenzexzesses erreicht. Wird der Internus zu stark rückgelagert, kann es zur konsekutiven Divergenz kommen (Kap. 28.3.). Wir empfehlen den operativen Eingriff am Internus und Externus eines Auges und die Verordnung einer Bifokalbrille. Auf die Indikation zur Fadenoperation (CÜPPERS, 1973 a) bei nicht mit Bifokalbrille korrigierbarem, größerem Nahwinkel wurde schon hingewiesen (Kap. 7).

25. Penalisation

Eine Sonderform der Okklusionsbehandlung stellt die Penalisation dar, mit der wir gute Erfahrungen gemacht haben. Die Behandlung ist erst in den letzten Jahren aufgekommen. Sie geht auf eine Idee von PFANDL (1958) zurück – er sprach von *Fern-Nahalternation*. Die Methode wurde in Deutschland besonders von CÜPPERS propagiert. Bei der Penalisation – die Übersetzung lautet Bestrafung (poena = Strafe) – werden, teils medikamentös, teils optisch, getrennte Fixationsbereiche erzeugt. Ein Auge wird für die Ferne und ein Auge für die Nähe eingestellt. Die Indikation zu dieser Behandlung, die nur bei Hyperopie sinnvoll ist, besteht besonders *bei Nystagmus und bei Amblyopien.*
Wir machen uns die Penalisation vor allem *bei Schulkindern* zunutze, die durch Vollokklusion beim Unterricht zu stark behindert werden und bei Kindern, die trotz Mahnung ihre Okklusion immer wieder abreißen und von den Eltern nicht genügend überwacht werden. Die obere Altersgrenze für die meisten Fälle ist das 8. bis 9. Lebensjahr. Es gibt verschiedene Formen der Penalisation, die am Ende dieses Kapitels aufgeführt werden. Wir empfehlen besonders die *Nahpenali-*

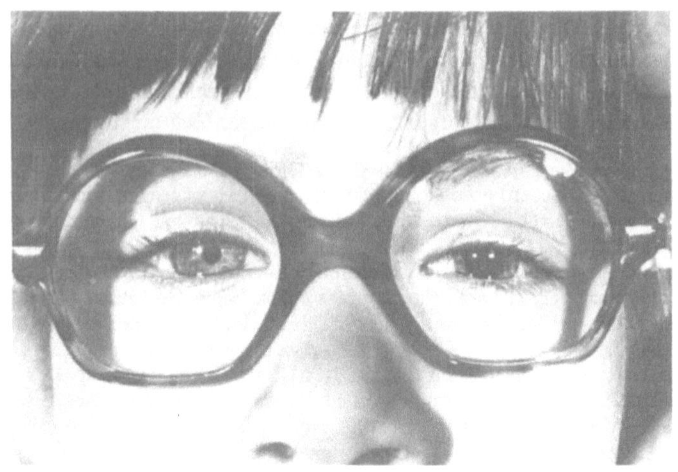

Abb. 25. Penalisation bei 6jährigem Kind. Das führende linke Auge erhält Atropin, das amblyope rechte Auge einen Zusatz von + 3,0 dpt zur Brille. (Refraktion: rechts + 9,0 cyl – 2,5 A 0°, links + 2,5 cyl – 1,0 A 0°)

sation. Das *führende Auge* wird mit *Brillenvollkorrektur* und gleichzeitiger *Atropingabe für die Ferne eingestellt.* So entsteht ein schlechter Nahvisus. Das *amblyope Auge* bekommt zur Brillenvollkorrektur eine *Überkorrektur von + 3,0 dpt,* so daß es besonders für die Naharbeit benutzt wird. Es erreicht in der Nähe eine deutlich bessere Sehschärfe als das führende Auge. Bald nach Behandlungsbeginn muß kontrolliert werden, ob auch tatsächlich das eine Auge für die Ferne und das andere Auge für die Nähe benutzt wird. Es muß somit beim Abdecktest z. B. für die Ferne ein Strabismus convergens dexter und für die Nähe ein Strabismus convergens sinister bestehen. Die *Behandlung geht über eine längere Zeit,* da sich die Sehschärfenverbesserung meist erst nach Monaten einstellt. Bei der *Visuskontrolle* mit Korrektur muß das führende Auge für die Ferne mit stenopäischer Lücke und für die Nähe mit einem Vorsatz von + 3,0 dpt geprüft werden. Das amblyope Auge benötigt für Ferne und Nähe einen Vorsatz von − 3,0 dpt. Bei dieser kosmetisch befriedigenden Therapie *tragen die Kinder ihre Brille freiwillig,* da das atropinisierte Auge auf die Korrektur angewie-

sen ist. In der Schule kann an der Tafel ausreichend gelesen werden
und auch der Nahvisus ist durch den sphärischen Zusatz befriedigend.
Von *Nachteil ist die erhöhte Blendungsempfindlichkeit* des führenden
Auges und die erwähnten Probleme bei *längerer Gabe von Atropin*
(Kap. 23.2.). Durch die lang andauernde Cycloplegie des führenden
Auges finden sich bei der Refraktionsbestimmung meist höhere hyperope Werte. Das entsprechende Brillenglas muß deshalb verstärkt
werden.

Der *Abbau der Behandlung* erfolgt zunächst durch Weglassen des
Atropins und dann durch die Verordnung der ursprünglichen Brille.
Wir empfehlen auch den Übergang zur alternierenden und dann zur
leichten Penalisation.

Es werden jetzt kurz die anderen Penalisationsverfahren neben der *Nahpenalisation* 1) beschrieben (Abb. 25):

2) *Fernpenalisation*. Führendes Auge: Atropin, Brille mit Überkorrektur von
   + 3,0 dpt, amblyopes Auge: Brillenvollkorrektur.

3) *Totale Penalisation:* Führendes Auge: Atropin, Brille mit Unterkorrektur
   um 4–5 dpt, amblyopes Auge: Brillenvollkorrektur.

4) *Alternierende Penalisation:* Zwei Brillen mit Überkorrektur von + 3,0 dpt,
   einmal im rechten und einmal im linken Glas. Kein Atropin. Die Brillen
   werden im wöchentlichen Wechsel getragen.

5) *Selektive Penalisation:* Führendes Auge: Atropin, Brillenvollkorrektur.
   Amblyopes Auge: Bifokalglas mit Vollkorrektur und Nahzusatz von 2,0
   dpt.

6) *Leichte Penalisation:* Führendes Auge: Brillenüberkorrektur von 1,0 bis 1,5
   dpt. Amblyopes Auge: Brillenvollkorrektur.

26. Prismenbehandlung

Die Prismenbehandlung ist ein großer Fortschritt in der modernen
Schieltherapie. *Eine völlige Wiederherstellung des beidäugigen Sehens
wird mit dieser Methode angestrebt.* Binokulares Einfachsehen wurde
früher nur bei sehr wenigen Kindern, die apparativ geschult werden
konnten, erreicht.

Die Prismenbehandlung ist immer noch umstritten und wird nicht in
allen Sehschulen ausgeführt. Sie wird aber als fester Bestandteil der

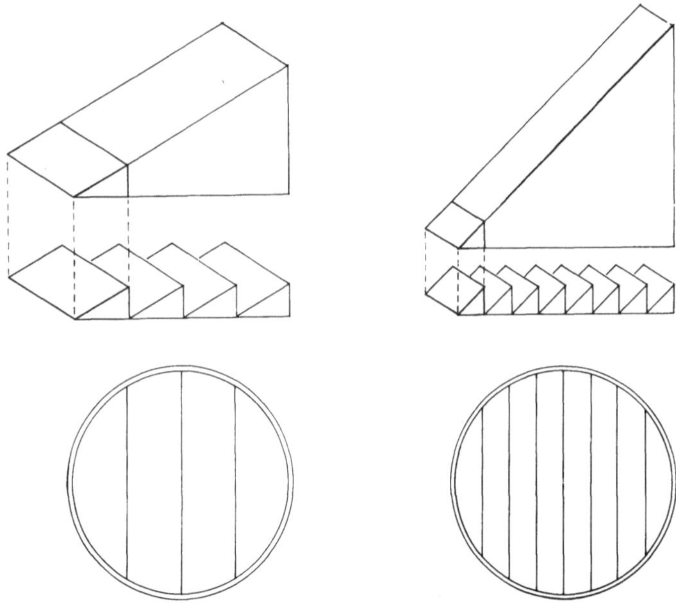

Abb. 26. Das Fresnelsche Prinzip

Schieltherapie erachtet und alle interessierten Orthoptistinnen und Augenärzte sollten diese Behandlung erlernen. Entschließt man sich, nicht mit Prismen zu arbeiten, so muß man die Patienten in eine orthoptische Abteilung überweisen. Die Prismenbehandlung erlernt man – nach theoretischer Vorbereitung – am besten, indem man einige Zeit in einer Sehschule hospitiert.

26.1. Vor- und Nachteile der einzelnen Prismen

Man unterscheidet *zwei verschiedene Arten von Prismen,* die Prismen in *Keilform* und Prismen, die nach dem *Fresnelschen Prinzip* gearbei-

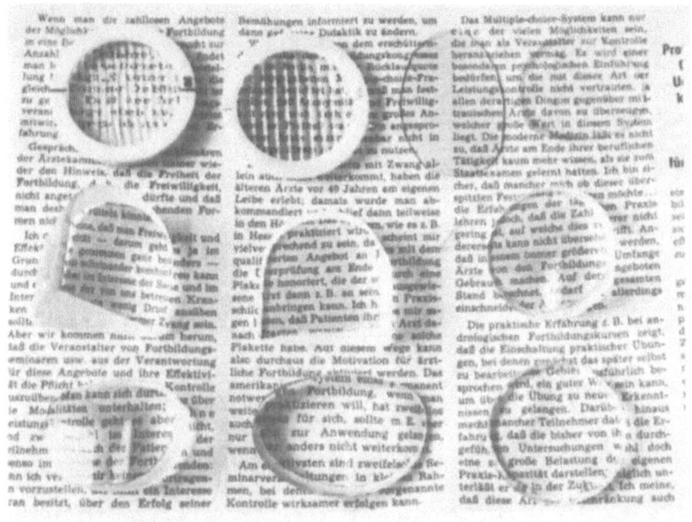

Abb. 27. Einzelne Prismenarten. Obere Reihe: (von links) 2 Waferprismen, 2 Folienprismen. Mittlere Reihe: 2 einzelne Prismen für die Winkelmessung mit dem Prismenabdecktest, rundes Kunststoffprisma. Untere Reihe: 2 Menisken-prismen zum Einbau in Brillengestelle zugeschliffen, Kunststoffprisma

tet sind. Bei den Fresnelprismen werden nur die Spitzen von Prismen-keilen benutzt, wobei mehrere direkt hintereinander angeordnet sind. So wird Gewicht gespart, aber das optische Prinzip der Ablenkung eines Lichtstrahls zur Basis hin, bleibt erhalten. Durch die vielen hintereinander angeordneten Keilspitzen entsteht besonders an der Basis der Keilspitzen eine vermehrte Lichtstreuung und infolgedessen ein Sehschärfenverlust. Durch Arbeiten der *Optical Science Group* (OSG) stehen Prismen nach dem Fresnel-Prinzip seit einigen Jahren zur Verfügung. Erst damit wurde die Voraussetzung für die moderne Prismentherapie geschaffen (Abb. 26).

Prismen in Keilform werden als Glasprismen, als Plexiglasprismen und zur Einarbeitung in eine Brille als Meniskenprismen verwendet. Die

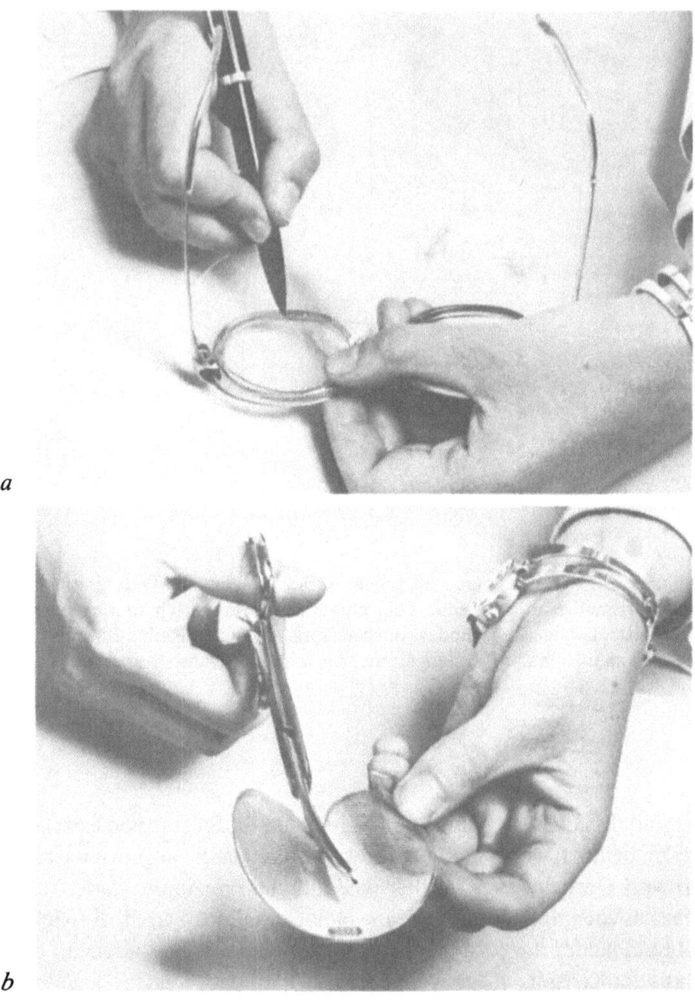

Abb. 28 a–d. Anpassen eines Folienprismas an ein Brillenglas. (a) Vorzeichnen der Glasform auf die Folie. (b) Ausschneiden der vorgezeichneten Form. (c) Anpressen der Folie an das Brillenglas. (d) Folie auf dem rechten Brillenglas; links eine vertikal gestellte Prismenfolie (Korrektur einer horizontalen und vertikalen Abweichung)

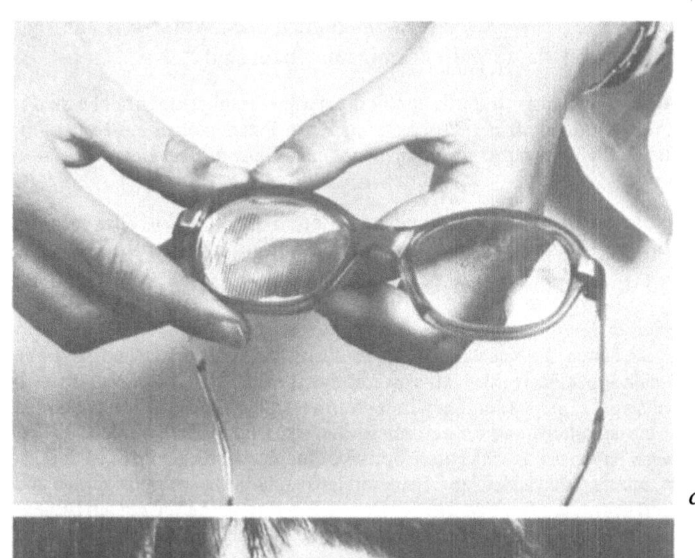

c

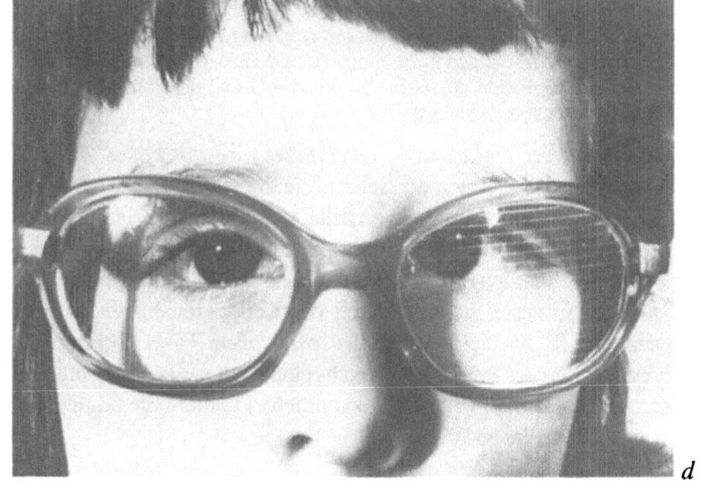

d

79

Prismen nach dem Fresnel-Prinzip können alle „Wafer-Prismen" genannt werden, da sie waffelförmig aufgebaut sind.

Im klinischen Gebrauch wurde nur für die starren Plastikprismen mit Fassungsring der Ausdruck *Wafer-Prismen* eingeführt. Prismenfolien aus Kunststoff, die an die Brille angepreßt werden, nennt man *Folienprismen* oder *„Press-on-Prismen"*.

Alle diese Prismen gibt es in verschiedenen Stärken. Die Glasprismen bis 20 dpt, die Plexiglasprismen bis 50 dpt, die Wafer-Prismen von 5 bis 35 dpt und die Folien-Prismen bis 30 dpt (Abb. 27).

Prismen in *Keilform* haben den Vorteil, daß der Visus nur mäßig herabgesetzt wird. Sie haben den Nachteil, daß sie kosmetisch störend wirken und daß sie an die Brille angeklebt werden müssen. Außerdem sind sie so schwer, daß Prismen jenseits von 15 pdpt kaum verwendet werden können. Bei den hohen Stärken muß ein stabileres und schwereres Brillengestell verordnet werden. *Wafer-Prismen* haben etwas schlechtere optische Qualitäten wie die Prismen in Keilform, nur sind sie viel leichter. Leider müssen auch sie festgeklebt werden und sie sind sehr teuer (ca. DM 110,–). Die *Folien-Prismen* haften gut am Brillenglas, sind leicht zuzuschneiden und kosmetisch sehr schön. Mit diesen Prismen wird aber die Sehschärfe am deutlichsten vermindert, sie vergilben leicht und die Dioptrienzahlen stimmen nicht immer (ca. DM 35.–). Auf dem Markt sind zur Zeit die OSG-Folien der Firma Kapunkt KG und die Folien der Firma Breitfeld & Schlickert (Abb. 28).

Die Mehrzahl der *ambulanten Schielkinder* wird *mit Folien-Prismen versorgt.* Da diese Prismen die Sehschärfe am stärksten beeinträchtigen, tragen manche Kinder ihre Brille nicht, oder schauen über sie hinweg. Dies erfordert viel Aufklärung und eventuell den Abbruch der Prismenbehandlung. Einige Kinder suchen sich die Blickachse, bei der sie die geringste Störung durch die Keilspitzen haben, und es entsteht eine Kopfschiefhaltung. *Bei sehr großen Winkeln* führen wir nach kurzer Zeit des Prismenausgleichs eine erste *winkelverkleinernde Operation* aus. Dann beginnt die eigentliche Prismenbehandlung mit geringeren Prismenstärken.

26.2. Prismenbehandlung bei normaler retinaler Korrespondenz

Bei normaler retinaler Korrespondenz verwenden wir Prismen *vor der Operation zum Winkelausgleich* (Bestimmung des objektiven Schielwinkels), zur *Stabilisierung der Korrespondenz* und postoperativ zum *Ausgleich kleiner Restwinkel.*

Bei der Prismenverordnung vor der Schieloperation spricht man vom *Prismenausgleich.* Streng genommen handelt es sich um eine minimale Überkorrektur. Man muß bei diesem „Winkelausgleich" sicher sein, daß nicht für einen Entfernungsbereich eine minimale Konvergenzstellung besteht. Beträgt der Fernwinkel 6 pdpt und der Nahwinkel 8 pdpt, verwendet man eine Prismenfolie von 8 oder 10 pdpt. Zeigt sich dann beim Abdecktest eine minimale Divergenzstellung bis Parallelstand, kann die Folie belassen werden. Besteht noch eine Konvergenzstellung, muß auf 12 oder 14 pdpt erhöht werden.

Ist der Zustand nach 20 bis 30 Minuten noch unverändert, kann der Patient entlassen werden. Zeigt sich nach 1 Woche keine Veränderung, können die Kontrollen in größeren Abständen erfolgen.

Besonders wichtig ist die genaue Beobachtung der Anfangsreaktion auf die minimale Prismenüberkorrektur. Auch bei sicher angenommener normaler retinaler Korrespondenz kann es zu einer *Winkelvergrößerung* kommen, *wenn eine Tendenz zur anomalen retinalen Korrespondenz besteht.* Die Vergrößerung des Nahwinkels unter Prismen wurde bereits besprochen. (Kap. 24.2.)

Gerade die kleinen *postoperativen Restwinkel* sollten bei normaler retinaler Korrespondenz immer *mit Prismen ausgeglichen* werden, da sich sonst eine anomale retinale Korrespondenz entwickeln kann. Obwohl Patienten mit normaler retinaler Korrespondenz oft eine gute Fusion haben, wird ein kleiner konvergenter Winkel nicht fusioniert, da die Fusion in die Divergenz auch normalerweiser wesentlich schlechter ist als in die Konvergenz. Wenn eine Neigung zur Suppression vorhanden ist, wird parallel zur Prismenbehandlung eine Antisuppressionsschulung vorgenommen. Weitere Einzelheiten werden im nächsten Kapitel besprochen.

26.3. Prismenbehandlung bei anomaler retinaler Korrespondenz

Die Hauptindikation zur Prismenbehandlung besteht bei anomaler retinaler Korrespondenz, einem binokularen Zustand, bei dem die Fovea des führenden Auges mit einem anderen, nicht foveal gelegenen Punkt des schielenden Auges zusammenarbeitet. Dadurch wird die Sehrichtung aller Netzhautpunkte des schielenden Auges verändert. Mit der *Prismenüberkorrektur* (ADELSTEIN u. CÜPPERS, ARRUGA, AUST u. WELGE-LÜSSEN, BÉRARD, PIGASSOU-ALBOUY et GARIPUY,

WELGE-LÜSSEN u. BOCK) möchte man die Umwandlung einer anomalen retinalen Korrespondenz in eine normale retinale Korrespondenz sowie die Normalisierung der gemischten Korrespondenz erreichen. *Dieser Behandlung liegt die klinische Erfahrung zugrunde, daß bei Strabismus divergens selten eine anomale retinale Korrespondenz besteht.* Man nimmt an, daß die temporalen Netzhautareale weniger oder überhaupt nicht dazu neigen, eine anomale Korrespondenz zu entwikkeln.

Die frühe operative Überkorrektur eines Strabismus convergens in einen konsekutiven Strabismus divergens, wie sie von DE DECKER (u. Mitarb.) empfohlen wurde, basiert auf dieser Erfahrung. Seit Prismen nach dem Fresnel-Prinzip zur Verfügung stehen, erübrigt sich die Operation.

Die Überkorrektur des Schielwinkels wird jetzt mit Prismen vorgenommen, sodaß daraus eine Divergenzstellung der Konvergenzschieler resultiert. *Zentral besteht der Eindruck einer Divergenzstellung obwohl die Augen unverändert in Konvergenz stehen.*
Die **Indikation** zum Therapieversuch sind die später bei kleinen Anomaliewinkeln auftretenden *asthenopischen Beschwerden,* die durch dekompensierte Binokularfunktionen entstehen.
Die Prismenüberkorrektur darf nicht isoliert gesehen werden. Sie wird durch die sofortige und *konsequente Okklusionstherapie* vorbereitet und wesentlich erleichtert.
Leider ist es meist nicht möglich, gleich nach Schielbeginn mit der Okklusion zu beginnen, weil die Eltern das Kind zu spät zur Behandlung bringen. Wird dann sofort und konsequent okkludiert, besteht noch eine Möglichkeit, die schon feste anomale Korrespondenz zu lockern und sie durch die Prismentherapie in eine normale Korrespondenz zu überführen.
Die *Prismenbehandlung beginnt* meist mit dem oder kurz *vor dem 4. Lebensjahr,* da man erst in diesem Alter verläßliche Angaben über die Korrespondenz bekommt. *Man kann auch schon früher beginnen* und aus den übrigen Befunden auf die Korrespondenz rückschließen. Nach dem 7. Lebensjahr hat es – außer bei Sonderfällen – nur noch wenig Sinn eine Behandlung zu versuchen. Vor Beginn muß immer eine exakte Refraktionsbestimmung ausgeführt werden. *Wünschenswert sind verläßliche Angaben* des Kindes am Synoptophor und *bei den Binokulartesten.* Die Behandlung dauert mindestens $^1/_4$ Jahr, meistens aber länger, etwa 6–9 Monate.

An einem **Beispiel** soll jetzt das praktische Vorgehen besprochen werden. Wir bestellten das Kind am frühen Morgen, um es mehrmals während der Sprechstundenzeit sehen zu können. *Mit dem Prismenabdecktest* wird der *Schielwinkel für Ferne und Nähe ausgemessen.* Man orientiert sich immer am größeren der beiden Winkel; das ist meist der Nahwinkel. Haben wir nun einen Wert von 25 pdpt ausgemessen, befestigen wir zwei Prismenfolien in der Summe von 35 pdpt an der Brille. Danach wird die Stellung der Augen mit dem Abdecktest überprüft. Häufig tritt *sofort eine Winkelvergrößerung* ein, d. h., daß *trotz Überkorrektur wieder ein Konvergenzschielen* besteht. Wir führen mehrere Kontrollen alle 20 bis 30 Minuten durch. Jedesmal, wenn wir auch nur für einen Entfernungsbereich (Ferne oder Nähe) eine Konvergenzstellung feststellen, wird die Stärke der Prismen erhöht. Es ist möglich, daß sich kleinste Winkel erheblich vergrößern. Bei der Prismenüberkorrektur muß der gemessene Schielwinkel mindestens 10 dpt überkorrigiert werden.

Eine andere Möglichkeit, die Therapie zu beginnen, besteht in der *extremen Überkorrektur.* Man gibt die doppelte Prismenstärke, die erforderlich ist.

Bei 25 pdpt würde man 45 bis 50 pdpt geben. Auch bei diesem Verfahren treten Winkelvergrößerungen auf, selbst wenn nur divergente Einstellbewegungen beobachtet werden. Diese Winkelvergrößerungen kann man durch *Neutralisieren* der getragenen Prismen mit einer Prismenleiste erkennen. Dabei werden vor die Brille mit den Prismen (Basis außen) Prismen Basis innen gehalten.

Der Winkelvergrößerung unter Prismen als Zeichen der anomalen retinalen Korrespondenz liegen *pathologische Rückdrehreflexe* zugrunde mit dem Ziel, den Anomaliewinkel auf motorischem Wege zu erhalten. So werden aus kleinen Anomaliewinkeln riesige Schielwinkel. Bei Vergrößerung des Schielwinkels kann auch ein *akkommodativer Strabismus* oder eine *Phorie* vorliegen.

Die **erste Kontrolle** wird spätestens *nach einer Woche* angesetzt. Ähnlich wie bei Beginn der Behandlung können *Korrekturen der Prismenstärke* erforderlich werden. Die weitere Entwicklung wird alle 3–4 Wochen kontrolliert. Den Therapieerfolg überprüft man mit den Korrespondenztesten und am Synoptophor.

Besteht **nach etwa 3 Monaten** noch eine *deutliche Divergenzstellung,* so können die *Prismen langsam abgebaut* werden (pro Termin 5 bis 10 pdpt) bis zu einer Überkorrektur von 5 bis 10 pdpt. Man beobachtet oft, daß der anfängliche maximale Winkel nicht beibehalten werden kann und es zu einer Winkelverkleinerung kommt, da die sensomotorischen Abwehrmaßnahmen zur Erhaltung des Anomaliewinkels zusammenbrechen. *Beläßt man die bei der maximalen Winkelvergrößerung erforderlichen Prismen, kann sich ein konsekutiver Strabismus divergens entwickeln.*

Meist werden *drei Schielwinkel* während der Prismentherapie beobachtet: Ein kleiner (zu Beginn), ein sehr großer (vor Zusammenbruch der sensomotorischen Abwehrmaßnahmen) und ein echter mittelgroßer (am Ende der Therapie).

Man darf die *Prismen* während der Therapie *nicht zu rasch reduzieren*. Falls nur eine Tendenz zur normalen retinalen Korrespondenz erreicht wurde, können die sensomotorischen Rückkopplungsmechanismen wieder auftreten. Jede Unterbrechung der Therapie, wenn ein Prisma verlorengeht, oder falsch aufgeklebt wurde, kann einen völligen Neubeginn der Behandlung erforderlich machen. Wir müssen den Eltern des Kindes genau erklären, daß *bei einer Unterbrechung sofort wieder okkludiert* werden muß und zwar so lange, bis die Prismenbehandlung fortgesetzt werden kann.

Nach der Prismenbehandlung sollte noch eine *Binokularschulung* ausgeführt werden. Es handelt sich um Antisuppressionsschulungen, aber auch um Fusionsschulungen im objektiven Winkel. Danach folgt meist eine *Schieloperation*.

Falls **postoperativ** noch ein Restwinkel besteht, setzt man die Prismenbehandlung weiter fort. Meist benötigt man nur ein *Prisma geringer Stärke*. Ist die Korrespondenznormalisierung nicht sicher, wird postoperativ deutlich überkorrigiert, damit in dieser kritischen motorischen Phase keine Winkelvergrößerung auftreten kann. Die Überkorrektur wird in den folgenden postoperativen Wochen langsam abgebaut. Auch dieses Prisma muß zur Verhinderung einer anomalen retinalen Korrespondenz konsequent getragen werden. Es sollte mit Prisma Parallelstand bis minimale Divergenzstellung bestehen. Beim alternierten Strabismus wird das *Prisma alternierend getragen*. Ein Prisma, das jahrelang getragen werden muß, kann man auch in die Brille einbauen lassen.

26.4. Phänomene während der Prismentherapie

Während der Prismentherapie können folgende Phänomene auftreten: Winkelvergrößerung in der Ferne und in der Nähe, Winkelverkleinerung, konsekutive Divergenz, Amblyopie, Diplopie, Zwangshaltungen und Neurosen.

Über die *Winkelvergrößerung* als Zeichen der anomalen retinalen

Korrespondenz haben wir bereits gesprochen. Im Verlaufe der Prismentherapie kann eine *zusätzliche Winkelvergrößerung im Nahbereich* auftreten (Kap. 24.2.).

In diesem Falle empfehlen wir entweder die Bifokalbrille oder für eine kurzfristige Anwendung Linsenfolien. Einer anfänglichen Winkelvergrößerung kann eine *Winkelverkleinerung* folgen.

Die *konsekutive Divergenz* wurde schon erwähnt. Beläßt man die für eine maximale Winkelvergrößerung erforderliche Prismenstärke über längere Zeit, so besteht die Gefahr einer späteren Divergenz. Die Prismenstärke paßt man – außer in der ersten Phase der Therapie – elastisch dem jeweiligen Schielwinkel an, sowohl der Winkelvergrößerung als auch der Winkelverkleinerung.

Die ein- oder beidseitige *Amblyopie* entsteht durch den Okklusionseffekt der Prismenfolien, die wie Einschleichokklusive wirken. Der Visus kann mehrere Reihen absinken, er steigt aber am Ende der Prismentherapie rasch wieder an. *Diplopie* wird meist nur am Anfang der Prismenüberkorrektur beobachtet, wenn eine Netzhautstelle außerhalb des Suppressionsareals stimuliert wird. Da manche Kinder über die Brille schauen oder eine möglichst günstige Durchblicksrichtung durch das Prisma suchen, entsteht eine *Zwangshaltung*. In diesem Falle verteilen wir die Prismen asymmetrisch. Wir geben bei einer Gesamtzahl von 35 pdpt auf ein Brillenglas 10 pdpt und auf das andere 25 pdpt. Das Kind hat dann ein fast unbeeinträchtigtes Auge. Bei sehr großen Schielwinkeln muß zunächst eine winkelverkleinernde Operation erfolgen.

In ganz seltenen Fällen treten *Neurosen* auf. Die Therapie ist dann kaum auszuführen, da sich Eltern und Kind verständlicherweise dagegen wehren.

26.5. Günstige und ungünstige Faktoren für die Prismenbehandlung der anomalen retinalen Korrespondenz

Günstig wirken sich folgende Faktoren aus: Später Schielbeginn, großer Schielwinkel, sofort begonnene und konsequent ausgeführte Okklusionsbehandlung, nicht unterbrochene Prismentherapie und die Möglichkeit der prä- und postoperativen Schulung.

Nachteilig wirkt sich dagegen aus:
Früher Schielbeginn, spät begonnene oder gar nicht durchgeführte

Okklusionsbehandlung, alte Amblyopie. Nystagmus, Vertikaldifferenzen, vertikale Motilitätsstörungen, soweit sie nicht operativ korrigiert werden können, nicht exakt ausgeführte Prismenbehandlung, schlechte Mitarbeit von Eltern und Kind.

Sind einzelne nachteilige Faktoren besonders gravierend oder sind mehrere kombiniert, dann stellt dies eine *absolute Gegenindikation* dar. Abzuraten ist auch von der Therapie bei einem *kongenitalen Strabismus* (LANG) mit Zwangshaltungen, Paresen und Nystagmus und bei den meisten *Kindern jenseits des 7. Lebensjahres.* – Um einen vollen Erfolg zu erzielen müssen nicht alle diese Faktoren zutreffen. Ein früher Schielbeginn bei sonst positivem Befund erlaubt eine eher günstige Prognose zu stellen.

Wir müssen die Prismentherapie der anomalen retinalen Korrespondenz richtig einordnen. Gut vorbereitet und bei den richtigen Patienten angewendet, hat sie wahrscheinlich ähnlich gute Chancen wie die Okklusionstherapie oder die apparative Orthoptik.

26.6. Prismenbehandlung bei Vertikaldifferenz

Bei normaler retinaler Korrespondenz versuchen wir Vertikaldifferenzen operativ zu korrigieren, ähnlich wie auch kosmetisch störende Höhenunterschiede operativ gebessert werden sollten (Kap. 28.4.). *Gelingt die operative Korrektur nicht* oder nur zum Teil, verwenden wir einen *Prismenausgleich* mit Folienprismen für die Brille. Die Prismenstärke liegt meist unter 10 pdpt, so daß keine wesentliche optisch störende Wirkung zustande kommt.
Auch hierbei sind *häufige Kontrollen* erforderlich. Ein Vertikalprisma kann über Jahre getragen werden oder in ein oder beide Brillengläser eingebaut werden. Pro Glas liegt wegen des Gewichtes die obere Grenze des Möglichen bei 5 pdpt.
Voraussetzung für den Höhenausgleich mit Prismen ist ein im normalen Blickfeldbereich *stabiler Winkel.* Bei wechselndem Winkel, wie z. B. bei Überfunktion des Musculus obliquus inferior, kommt diese Behandlung nicht in Frage. Solche *Motilitätsstörungen müssen operativ korrigiert werden.* Besteht trotz eines regelrechten motorischen Status eine stetig wechselnde Höhe, die mit Prismen nicht korrekt auszugleichen ist, bricht man die Therapie ab. Die Ursache liegt in einer anomalen retinalen Korrespondenz mit Zentralkotom oder in einem Horror fusionis.

26.7. Prismenausgleich bei Diplopie

Ganz *entscheidend ist die Prophylaxe der postoperativen Diplopie.* Das
betrifft besonders die älteren Schielpatienten. Bei 5–8jährigen Kindern tritt die Diplopie meist nur kurzfristig auf und spielt keine große
Rolle. *Die Prognose, ob nach der Operation Diplopie auftreten kann,
stellt man vor der Operation durch den Prismenausgleich.* Gefährdet
sind besonders Konvergenzschieler und konsekutive Divergenzschieler, also Patienten, die primär konvergent standen und die meist
postoperativ divergent geworden sind. Weniger problematisch sind
die primären Divergenzschieler, bei denen selten Diplopie auftritt, da
ein Binokularsehen mit Fusion vorhanden war. Auch wenn anfänglich
Doppelbilder auftreten, so können diese meist nach einiger Zeit fusioniert werden.
Bei der *ersten Kontrolle* gleichen wir den Schielwinkel mit Prismen aus
und lassen diese während eines Vormittags *in der Sprechstunde* tragen.
Der Patient muß selbst prüfen, ob er in den Bereichen Nähe, Ferne
und weite Ferne doppelt sieht. Treten keine Doppelbilder auf, dann
wird die Operation vorgenommen. Hat der Patient aber Doppelbilder,
so nehmen wir ihn *stationär* auf und lassen die *Prismenkorrektur 2 bis 3
Tage tragen.* Er wird in dieser Zeit ausführlich und *unter Zeugen
darüber aufgeklärt,* wie entscheidend er durch später auftretende
Doppelbilder gestört sein kann. Bleiben die Doppelbilder unverändert bestehen, verzichten wir auf eine Operation. Die *Prismen werden
symmetrisch angebracht,* selbst wenn eine hochgradige Amblyopie
vorhanden ist. Der Patient findet dann die natürlichen Bedingungen
auf der Stufe einer beidseitigen geringeren Sehschärfe vor und erkennt
die Doppelbilder leichter.
Während des Prismenausgleiches muß der *Blick geradeaus* gehalten
werden, da bei seitlichem Blick die Bildverzerrungen sehr stören.
Bestehen bei voller Prismenkorrektur Doppelbilder, bei leichter Unterkorrektur keine, nehmen wir, nach vorheriger Aussprache mit dem
Patienten, *operative Unterkorrekturen* vor. Wir müssen den Patienten
genau aufklären und ihn selbst über die Operation entscheiden lassen.

26.8. Seltene Indikationen und Prismenrezeptur

Nur kurz wollen wir die seltenen Indikationen, bei denen man Prismen in der Pleoptik verwendet, erwähnen. Wenn eine exzentrische Fixation in Adduktion oder Abduktion besser ist als in der Primärposition, hilft manchmal ein *Fixationsprisma*. Bei günstigerer Fixation in Adduktion wird ein Prisma Basis außen und Vollokklusion auf das führende Auge gegeben. – Bei der *Methode* PIGASSOU wird das Prisma Basis nasal vor das amblyope Auge und ebenfalls Okklusion des führenden Auges gegeben. – Bei der *Methode nach* DELLER und BRACK werden durch die Kombination von Penalisation und Prisma Basis temporal vor dem führenden Auge Fixations- und Visusverbesserungen erzielt.

Abschließend noch einige Worte zu den Prismen. In den augenärztlichen Praxen arbeitet man am besten mit Folienprismen. Bei Beginn einer Behandlung wird ein *Rezept* ausgestellt:

„2 Folienprismen von × pdpt Stärke für die Behandlung der anomalen retinalen Korrespondenz erforderlich".

Wir schneiden die Prismen immer selbst zu. Lösen sich die Prismenfolien leicht vom Brillenglas, so werden sie oben und unten mit Tesafilm oder einem Streifen Leukoflex-Pflaster (2,5 cm Breite) befestigt. Wir markieren die Prismen immer temporal, damit sie von den Eltern richtig angeheftet werden. Verschmutzte Prismen können mit Wasser und Seife oder einfachem Spülmittel gereinigt werden. Vergilbte Prismen sollten nicht mehr benutzt werden.

27. Mon- und binokulare Schulungen

Wir wollen *einfache Schulungsverfahren* erklären, die vom Patienten alleine oder mit Hilfe der Orthoptistin oder des Arztes ohne großen Aufwand ausgeführt werden können. Es sollen auch die *gängigen apparativen Behandlungsmethoden* beschrieben werden. Die Schulungen erfordern eine gewisse Intelligenz des Kindes und gute Mitarbeit.

27.1. Einfache pleoptische Übungen

Die einfachste pleoptische Schulung ist die *Okklusion* (Kap. 23). – Bei zentraler Fixation wird eine Visusverbesserung durch *Ausstreichübungen* erzielt, die der Patient auch zuhause erledigen kann. In einem kleingedruckten Text – etwa einer Zeitung – soll er bestimmte Buchstaben (z.B. alle Vokale, oder bestimmte Konsonanten) oder den geschlossenen Teil eines Buchstabens (z.B.: e, g) ausfüllen. Die möglichst sorgfältige Ausführung wird kontrolliert. Um die Übung abwechslungsreicher zu gestalten, kann auch jeder 5. oder jede 8. Buchstabe aus- oder unterstrichen werden.

Durch *„Kreuzchen-stechen"* wird ebenfalls eine Visusverbesserung erreicht und die richtige Lokalisation geübt. Auf ein Blatt Papier malt man viele kleine Kreuze und läßt mit einer Nadel genau die Mitte der Kreuze ausstechen. – Eine ähnliche Übung ist das *Auffädeln kleiner Perlen.*

Nur von der Orthoptistin oder dem Arzt wird die Übung mit dem *Einzel-E* vorgenommen, die man zusammen mit den apparativen pleoptischen Übungen anwendet. Bei nasaler Fixation werden einzelne E's von nasal nach temporal geführt. Der Patient muß den Kopf ruhig halten. Das Ziel der Übung ist, die Fixation von der nasalen Stelle zum Zentrum zu bringen. –

Bei *Trennschwierigkeiten* ist der Visus mit Einzel-E wesentlich besser als mit E-Reihe. Beim *Lesen von Texten* bestehen große Schwierigkeiten, die durch den leitenden Finger gebessert werden können. Zur weiteren Schulung kann man Übungen nach BANGERTER mit E-Haken ausführen. Auf einer Platte sind E-Haken angebracht, die so miteinander verbunden sind, daß der Abstand zueinander vergrößert oder verkleinert werden kann.

27.2. Pleoptische Übungen mit Apparatebenutzung

Mit der *apparativen Pleoptik* wird *nach erfolgloser Okklusionstherapie* etwa ab dem 5. Lebensjahr begonnen. Nach dem 9. Lebensjahr sollte man nur prognostisch günstige Fälle schulen, da der Erfolg zu gering ist und die *Gefahr permanenter Diplopie* besteht. Während der Behandlung wird die Pupille mit einem kurzfristig wirkenden Mydriaticum erweitert. Bei fester exzentrischer Fixation leitet man die Therapie mit einer 1 bis 3 Monate dauernden *inversen Okklusion* ein (Kap. 23.4.).

Wir wollen nur *drei wichtige pleoptische Methoden* besprechen. Durch den *Tischkoordinator* nach CÜPPERS wird das Haidingersche Büschel erzeugt, das vom Patienten als Propeller auf einer blauen Scheibe erkannt werden soll. Es handelt sich um ein entoptisches Phänomen, das nur foveal wahrgenommen wird. Im abgedunkelten Raum erkennt man den Propeller besser. Durch diese Übung wird bei exzentrischen Fixationen die Fovea stimuliert.

Auch mit dem *Euthyskop,* Visuskop oder Projektoskop und einer *Flackereinrichtung* werden exzentrische Fixationen behandelt. Der Fundus wird beleuchtet, die Fovea aufgesucht und ein Nachbild (helles Licht mit schwarzem Punkt in der Mitte zum Abdecken der Fovea) für 10 Sekunden auf die Fovea gesetzt. Das Nachbild wird erst positiv gesehen (schwarzer Punkt), später negativ (weißer Punkt). Durch Flackerlicht mit *etwas längerer Dunkelphase* soll das negative Nachbild erreicht und möglichst lange gesehen werden.

Wenn möglich wird zweimal täglich eine halbe Stunde geschult. Um einen Erfolg beurteilen zu können, sollte man diese Behandlungen 3 bis 4 Wochen ausführen. Tritt während dieser Zeit keine Besserung von Fixation und Visus ein, wird die Therapie abgebrochen. Je nach Erfolg müssen eine oder auch mehrere Schulungsperioden verordnet werden. Zwischen der Therapie wird bei fester exzentrischer Fixation invers okkludiert. Bei unsteter Fixation wird das gute Auge okkludiert. Die Behandlung kann ambulant erfolgen oder stationär ausgeführt werden.

Nach den gleichen Regeln verläuft die Behandlung mit dem *Pleoptophor,* einer Blendreizmethode. Durch Reizung wird die Fovea aufgewertet und durch Blendung die exzentrische Netzhautstelle abgewertet. Das *gute Auge* wird nicht okkludiert, sondern *fixiert eine Leitmarke.* Diese wird vom Untersucher so geführt bis die Fovea des amblyopen Auges zentral liegt und stimuliert werden kann.

27.3. Einfache binokulare Übungen

Die einfachsten binokularen Übungen sind die *Konvergenzübungen.* Der Patient fixiert eine Bleistiftspitze, die er langsam dem Auge nähert. Um die Übung abwechslungsreicher zu gestalten, kann man den Bleistift mit kleinen Bildern, Zahlen oder Buchstaben bekleben oder die Hilfsperson kann durch leichten Gegendruck das Annähern des Bleistiftes zum Auge erschweren. – Die Konvergenz kann auch mit einer *selbstgefertigten Karte* mit Postkartenformat geübt werden. Auf beiden Seiten wird eine horizontale Linie eingezeichnet mit 5 bis 7 dicken Punkten, die sich genau in ihrer Lage auf der Vorder- und der

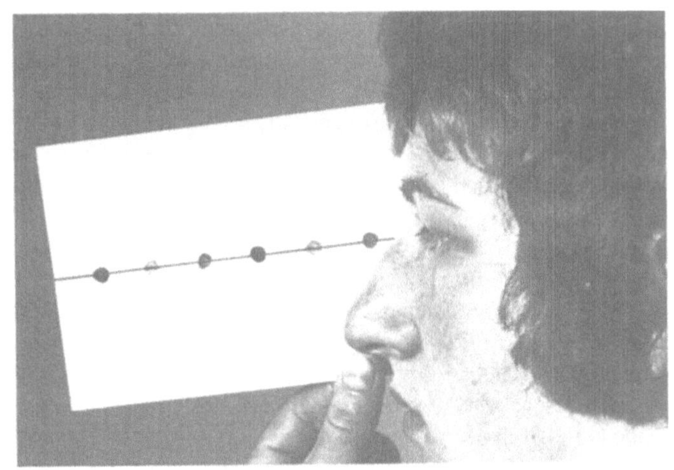

Abb. 29. Konvergenzübung mit markierter Postkarte

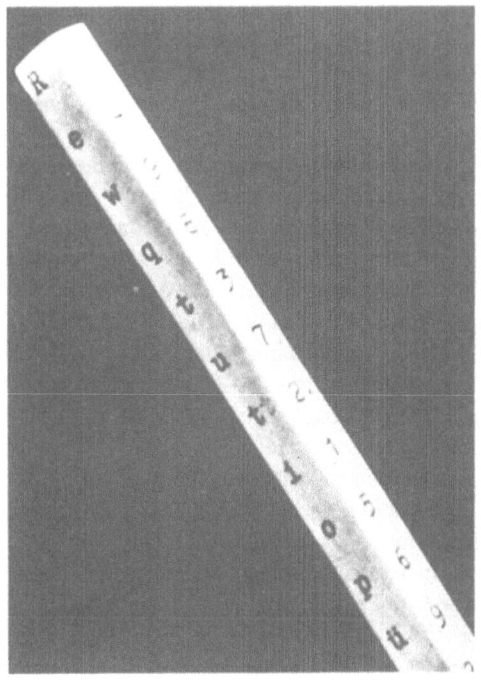

Abb. 30. Stab
für die Übung
der Sprungkonvergenz

Rückseite der Karte entsprechen. Diese wird zwischen beide Augen gehalten und der Patient muß vom entferntesten bis zum nahesten Punkt konvergieren (Abb. 29). – Weiterhin wird die Konvergenz mit der *Sprungkonvergenzübung* geschult. Der Patient schaut auf ein entfernt gelegenes Licht und wird dann aufgefordert, eine Bleistiftspitze oder die Zahlen und Buchstaben auf einem Stab zu fixieren, die den Augen in geringem Abstand dargeboten werden (Abb. 30).
Die Übung zur Wahrnehmung von *physiologischer Diplopie* dient der Stabilisierung des Binokularsehens bei Heterophorien und bei intermittierenden Strabismen. Diese Schulung wird *mit zwei Bleistiften* oder *einem Bleistift und dem Maddox-Kreuz* ausgeführt. Fixiert der Patient das augennahe Objekt, so sieht er das augenferne unscharf und doppelt. Umgekehrt wird bei Fixation des augenfernen Objektes das nahe Objekt doppelt gesehen (Abb. 31). – Man kann dafür auch eine *durchsichtige Karte* von Clement-Clarke *mit einem Haus und einer Katze* verwenden. Der Patient blickt durch die Karte in die Ferne. Besteht physiologische Diplopie, dann sieht er in der Mitte eine Katze im Haus sitzen und auf der linken Seite der Karte das Haus und auf der rechten Seite die Katze. Die Karte dient auch zu *Entspannungsübungen* (Entspannung von Akkommodation und Konvergenz) (Abb. 32).
Für *Fusionsübungen* verwendet man eine *Karte mit zwei Katzen;* die rechte Katze hat nur Ohren, die linke den Schwanz (Abb. 32). Hält man einen Bleistift vor diese Karte, dann kann der Patient bald – unter Einsatz der Konvergenz – die beiden Katzen zu einer Katze mit Ohren und Schwanz fusionieren. Ebenso gelingt die Fusion leichter, wenn die Karte mit gestrecktem Arm angesehen wird. Das Nähern der Karte zu den Augen wird erst mit, dann ohne Bleistift geübt.
Fusionsübungen kann der Patient auch *zuhause mit einem selbstgefertigten Worth-Modell* ausführen. Er soll möglichst lange für alle Entfernungsbereiche vier Punkte sehen.   *Fusionsschulungen im freien Raum* werden mit der Prismenleiste, der Bagolinibrille (oder Rotglas) und einem Fixierlicht vorgenommen. Bei Fusion sieht der Patient ein Lichtkreuz (oder ein hellrotes Licht). Wenn er die Fusion nicht aufrecht halten kann, sieht er das Fixierlicht doppelt (oder ein rotes und ein weißes Licht). Durch jedes Licht geht ein Bagolini-Lichtschweif. Bei Exklusion wird nur ein Lichtschweif (oder ein Licht) erkannt.

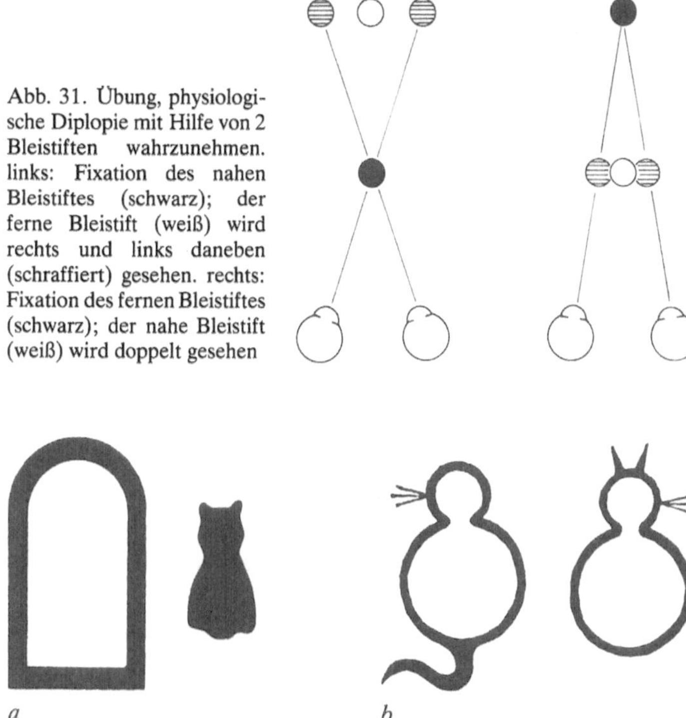

Abb. 31. Übung, physiologische Diplopie mit Hilfe von 2 Bleistiften wahrzunehmen. links: Fixation des nahen Bleistiftes (schwarz); der ferne Bleistift (weiß) wird rechts und links daneben (schraffiert) gesehen. rechts: Fixation des fernen Bleistiftes (schwarz); der nahe Bleistift (weiß) wird doppelt gesehen

a   *b*

Abb. 32. Durchsichtige Karte für die Übung, physiologische Diplopie wahrzunehmen und für Entspannungsübungen (a) und Karte für Fusionsübungen (b)

Der Befund bei geschulten Patienten muß öfter kontrolliert werden. Dauererfolge sind nicht immer zu verzeichnen und eine Schulung muß in größeren Abständen wiederholt werden.

27.4. Binokulare Übungen mit Apparatebenutzung

Bei postoperativ länger anhaltender muskulärer Schonhaltung wird der *Muskeltrainer* angewendet. Das Kind soll einer sich bewegenden Kugel nachblicken. – Bei kleinen Kindern, die alleine noch nicht konzentriert üben können, führt der Arzt oder die Orthoptistin *Bewe-*

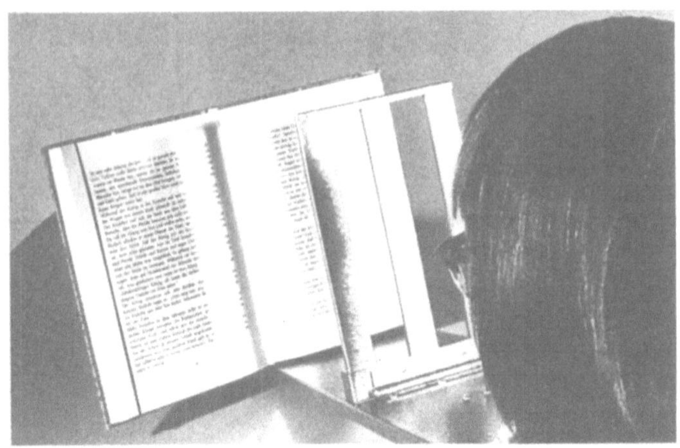

Abb. 33. Lesepult mit 3 Stäben

gungsübungen durch. Ein Fixationsobjekt wird in Richtung des operierten Muskels bewegt. Zur Abwechslung kann man auch ein einfaches Pendel verwenden.

Das *Hindernislesen* dient zur Stabilisierung des Binokularsehens bei Heterophorien und intermittierenden Strabismen. Man benutzt ein *Lesepult mit ein bis drei Stäben,* durch die physiologische Diplopie auftritt. Während des Lesens muß der Kopf ruhig gehalten werden. Man beginnt die Übung mit nur einem Stab (Abb. 33).

Bei Suppressionsneigung empfehlen wir Übungen mit dem *Cheiroskop,* mit dem auch die Fusion geschult werden kann. Für Letzteres eignen sich die schon erwähnten Methoden besser. Die Bildtrennung beim Cheiroskop erfolgt durch einen schräg gestellten Spiegel (Abb. 34). Man sieht je ein Bild sowohl auf dem Gerätetisch als auch über den Spiegel in einem seitlichen Fach. Bei der Antisuppressionsschulung muß der Patient das Bild aus dem seitlichen Fach nachzeichnen. Dazu legt man ein Stück Papier auf den Gerätetisch. Man beginnt mit großen einfachen Figuren (Krug mit Henkel) und endet mit Figuren, die sehr viele Einzelheiten enthalten.

Mit dem *Tiefentrainer* wird das stereoskopische Sehen geübt. In einem 2,5 m langen Kasten sieht der Patient 5 Stäbe, die er genau nebeneinander stellen muß, ohne dabei den Kopf zu bewegen.

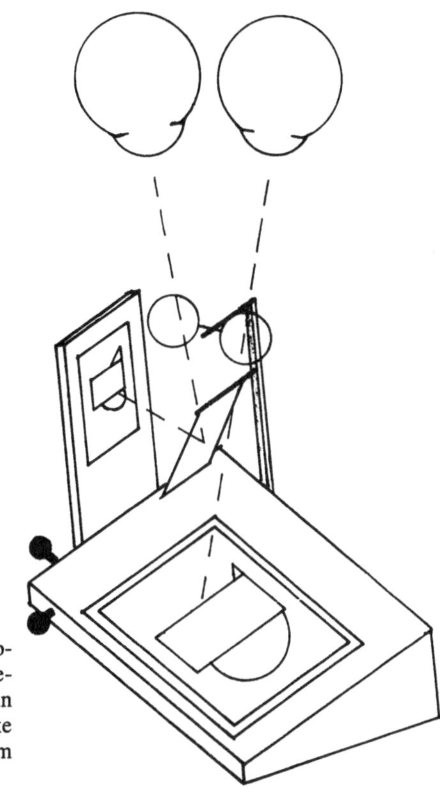

Abb. 34. Schema des Cheiroskopes. Das rechte Auge beobachtet den Krug über ein seitliches Fach. Das linke Auge sieht das Bild auf dem Gerätetisch

Das wichtigste Gerät zur beidäugigen Schulung ist das **Synoptophor.** Es wird hauptsächlich für *Antisuppressionsübungen bei normaler retinaler Korrespondenz und zur Schulung der Fusionsbreite* verwendet. Die Behandlungsdauer liegt zwischen 1 und 2 Wochen, täglich 1–2 mal eine halbe Stunde. Bei normaler retinaler Korrespondenz mit Suppression wird im objektiven Winkel durch Schütteln und Flackern solange stimuliert, bis es zu einer Überlagerung kommt.

Beim *Schütteln* werden beide Synoptophorarme im objektiven Winkel fixiert und dann schnell nur wenige Millimeter hin und her bewegt. Beim *Flackern* wird die Flackereinrichtung des Synoptophores verwendet. Es wird synchron oder sehr schnell alternierend geflackert.

Man beginnt mit großen Bildern und kann je nach fortschreitendem Erfolg zu kleineren Bildern übergehen. Zu empfehlen sind Soldat und Schilderhaus oder Löwe und Käfig.

Kann der Patient im objektiven Winkel überlagern, so führen wir *Jageübungen* mit den gleichen Bildern durch. Das Schilderhaus wird um 5° bis 8° horizontal verstellt. Das Kind muß den Soldaten wieder in das Haus hineinschieben.

Die Antisuppressionsübungen dürfen nur angewendet werden, wenn danach eine Schulung der Fusionsbreite geplant ist, da sonst die Gefahr der Diplopie besteht.
Bei der *Schulung der Fusionsbreite* werden erst mittelgroße Objekte und später kleinere Objekte empfohlen. Es gibt folgende Bilder: Der Hase mit Blume und Schwanz oder die laufenden Gendarme, der Clown mit Stock und Ring oder der Junge mit Eimer und Blume. Bei den Übungen werden binokular die beiden Synoptophorarme in die divergente und konvergente Richtung verschoben (siehe Schraube der horizontalen Vergenz). Ob der Patient binokular schaut oder exkludiert, muß durch Kontrollfragen überprüft werden (hat der Junge noch den Eimer und die Blume).

Die Fusionsschulung sollte nur bei Strabismus mit normaler retinaler Korrespondenz, bei asthenopischen Beschwerden und bei Heterophorien angewendet werden. Wegen der Gefahr der Diplopie oder asthenopischer Beschwerden sollte *bei anomaler retinaler Korrespondenz nicht geschult* werden. Wenn überhaupt entwickelt sich ein eingeschränktes Binokularsehen in diesem Falle von alleine und die mehr oder weniger starke Suppression ist für den Patienten wesentlich günstiger.

28. Schieloperationen

Als letzten Punkt der Therapie besprechen wir jetzt die Schieloperationen. In diesem Kapitel beschränken wir uns auf die Operationsvorbereitung, die Nachsorge und einige Details der Operationstechnik. Weitere Einzelheiten sollten den Operationslehren entnommen werden.

28.1. Indikationen und Voruntersuchungen

Schieloperationen führen wir in der Mehrzahl der Fälle *zwischen dem 3. und dem 6. Lebensjahr* aus. Voraussetzung ist eine *konsequente Okklusionstherapie,* so daß ein alternierendes Schielen vorliegt, und in vielen Fällen eine *etwa 6monatige Prismenbehandlung* zur Normalisierung der retinalen Korrespondenz. Suppressionen werden durch eine mindestens einwöchige *präoperative Schulung* behandelt. Die letzte *Brillenkontrolle* in Cycloplegie sollte nicht länger als ein halbes Jahr zurückliegen. Außerdem muß das Kind *narkosefähig* sein.

Ein erheblicher Teil der zu operierenden Patienten weicht von diesem Schema ab. So führen wir bei *Sursoadduktion* zuerst eine Operation zur Normalisierung der Motilität aus und beginnen dann mit der Prismenbehandlung. Auch bei *sehr großen Schielwinkeln* nehmen wir zunächst eine winkelverkleinernde Operation vor und schließen die Prismentherapie mit Prismen geringerer Stärke daran an. Bei anomaler Korrespondenz und bei *kleinem Schielwinkel* – weniger als 8° – operieren wir nicht mehr, während wir dies bei normaler retinaler Korrespondenz noch tun.

Die meisten *Operationen werden zwischen dem dritten und sechsten Lebensjahr ausgeführt.* Ausnahmen dieser Regel sind zu spät überwiesene oder schlecht vorbehandelte Kinder, das frühkindliche extreme Konvergenzschielen, das normosensorische Spätschielen, die meisten divergenten Schieler und auch kosmetische Schielpatienten.
Auf die Differentialdiagnose des **frühkindlichen extremen Konvergenzschielens** wurde bereits hingewiesen (Kap. 5 und 7). Die genaue Diagnose wird durch den *Traktionstest* und die *Beobachtung der Augen während einer Maskennarkose* gestellt. Bei einem *Strabismus fixus* der beiden Recti interni ist nur eine kosmetische Geradestellung der Bulbi möglich. Die Maximaldosierung muß überschritten und eine Internusrücklagerung bis zu 6,0 mm vorgenommen werden. Wegen der fehlenden Elastizität des Internus ist die Operation schwieriger als normalerweise. Beim *Nystagmusblockierungssyndrom* und bei beidseitiger *Abducensparese* wird eine ausgiebige Operation an den horizontalen Recti beider Augen (mit Fadenoperation) in zwei Sitzungen vorgenommen.

Beim *normosensorischen Spätschielen* (Kap. 5) wird nach Prismenausgleich bald operiert. Sonst können sich Suppressionen und eine Fusionsschwäche einstellen.

Bei *Heterophorien* und beim *intermittierenden Strabismus divergens* stehen uns zur genauen Winkelbestimmung zwei Möglichkeiten zur Verfügung. Zunächst der dreitägige *Marlow-Verband*. Wir verstehen darunter eine nicht unterbrochene Pflasterokklusion des führenden Auges (falls keine Amblyopie besteht). Der Schielwinkel wird direkt nach der Pflasterentfernung ausgemessen. Die zweite Möglichkeit, den Winkel zu bestimmen ist langwieriger. Die divergente Abweichung wird mit *Prismen* genau auskorrigiert. Dieser Ausgleich muß einige Wochen getragen und mehrmals kontrolliert werden.

Bei **kosmetischen Operationen** und bei allen Patienten, die älter als 6 Jahre sind, besteht die *Gefahr postoperativer Doppelbilder*. Deshalb ist die Operationsvorbereitung mit dem schon besprochenen Prismenausgleich so wichtig (Kap. 26.7.).

Vom *Pinzettentest* zur Feststellung von Doppelbildern raten wir ab. Nach *Anästhesie* wird die *Bindehaut mit einer Pinzette am Limbus gefaßt* und das Auge aus der Schielstellung gerade gezogen. Der Patient hält ein *Rotglas* vor das andere Auge und muß angeben, ob er am *Maddox-Kreuz* Doppelbilder sieht. Die Prüfung wird in der Ferne, in der Nähe und in der weiten Ferne vorgenommen, doch ist letzteres bedeutend schwieriger. Mit dem Pinzettenzug kann der *Schielwinkel unter- oder überkorrigiert* werden, und man kann dies bei der Operation berücksichtigen. Der Test ist deshalb nicht empfehlenswert, weil der Patient in der kurzen Zeit des Ausgleichs oft die gewünschten Antworten nicht geben kann. Bei ungeschickter Handhabung kann es zu Bindehautverletzung kommen. Kleinere Blutungen und Bindehauteinrisse sind normale Folgen des Testes. Beim *Prismenausgleich* hat der Patient viel mehr Zeit, die Doppelbilder genau festzustellen und der Arzt hat wesentlich mehr Sicherheit.

Grundsätzlich stützt man sich *nicht nur* auf *einen einzigen Befund vor der Operation,* sondern vergleicht die früheren Befunde und die der einweisenden Kollegen. Am Aufnahmetag muß der Status erneut kontrolliert werden und man darf sich nicht scheuen, den Patienten bei unklaren Befunden wieder zu entlassen. Die meisten Schielpatienten sind Kinder. Wir müssen mit den *Eltern die Operation ausführlich besprechen.* Wir erklären, daß die beiden üblichen Folgen jedes operativen Eingriffes – *Blutung und Infektion* – bei Schieloperationen keine Probleme bereiten. Wir betonen aber, daß der operative Eingriff nicht genau vorausberechenbar ist, und daß es deshalb nicht selten zu *Unter- oder Übereffekten* kommt.

28.2. Operationstechnik

Vorbedingung für jeden Operateur ist die Kenntnis der *topographi-
schen Anatomie der Orbita und der Augenmuskeln.* Man muß die
Breite der Muskelsehne am Ansatz kennen, die für die 4 Recti etwa
1 cm beträgt, und auch die *Entfernung der Sehnenansätze vom Limbus.*
Nach TILLAUX ist der Limbus beim Internus 5,5 mm entfernt, beim
Rectus inferior 6,5 mm, beim Rectus externus 7,0 mm und beim
Rectus superior 7,7 mm. Bei den vertikalen Recti ist jeweils der nasale
Ansatz gemessen worden, da der temporale Ansatz noch weiter vom
Limbus entfernt liegt.

Bei der Operation (Abb. 35) arbeiten wir mit einem schmalen, geschlossenen
Lidsperrer nach BARRAQUER, mit anatomischer Pinzette, Federschere, Nadelhalter nach CASTROVIEJO, kleinem Schielhaken, der Muskelklemme nach BAN-
GERTER, dem Muskelfalter nach CÜPPERS, kleinen DIEFFENBACH-Klemmen für
die Fäden, einem Glühkauter und einem spitzen Zirkel nach CASTROVIEJO. Wir
empfehlen 5.0 Supramid- oder Kollagen-Fäden für den Muskel und 8.0
schwarze Seide für die Bindehaut. Wenn man *unter strengen aseptischen Bedin-*

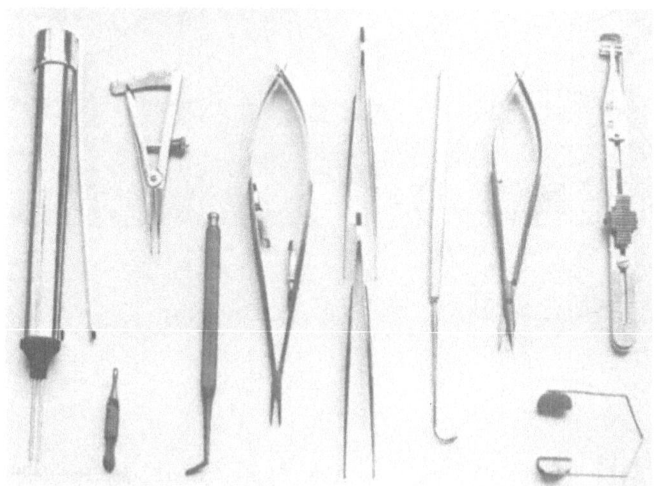

Abb. 35. Instrumente für Schieloperationen. (von links) Glühkauter, Meß-
zirkel und Fadenklemme, Muskelklemme, Nadelhalter, anatomische und chi-
rurgische Pinzette, Schielhaken, Federschere, Muskelfalter, geschlossener Lidsperrer

gungen arbeitet (korrekte Desinfektion, Gummihandschuhe, Operationsklei-dung), kann man postoperativ auf Antibiotika verzichten (Kap. 28.5.). Die Operation wird mit *Lupenbrille* oder dem *Operationsmikroskop* ausgeführt. Wir beginnen mit dem *Perilimbusschnitt* (Abb. 36). Die Inzision wird in 1 mm Limbusabstand zwischen 2 und 4 Uhr oder zwischen 10 und 8 Uhr gelegt. Wir benutzen dazu Schere oder ein Skalpell. Dann folgt ein horizontaler, muskel-paralleler Einschnitt der Bindehaut bei 4 oder 8 Uhr oder bei 2 oder 10 Uhr. Diese Inzision kann an beiden Enden des Perilimbusschnittes angelegt werden, am unteren Ende ist sie aber leichter auszuführen. Der Einschnitt beträgt 6–8 mm und kann, wenn notwendig, verlängert werden. Vom Limbus her wird auf der Sklera das gesamte episklerale Gewebe bis zum Sehnenansatz abpräpa-

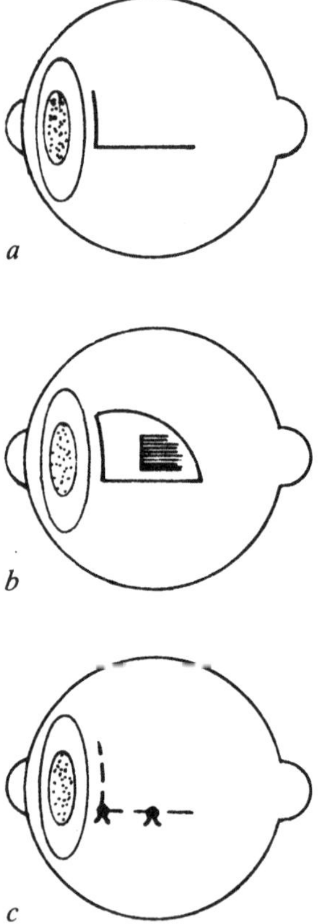

Abb. 36 a–c. Skizze des Perilimbus-schnittes. (a) Einschnitt von 2 bis 4 Uhr in 1 mm Limbusabstand. (b) Die Binde-haut wird zur Seite geschoben, der Seh-nenansatz des Muskels liegt frei. (c) Adaptation des Schnittes mit 2 Fäden

riert. Bindehaut und Tenonsche Kapsel müssen so nicht voneinander getrennt werden. Der Bindehautlappen braucht während der Operation nicht fixiert zu werden.

Nach *Aufsuchen des Muskels* mit dem Schielhaken werden bei der Rücklagerung 2–3 Fäden vorgelegt. Nachdem der Muskel abgetrennt ist, folgt eine *sorgfältige Blutstillung* und das Wiederannähen an die Sklera im gewünschten Abstand vom ursprünglichen Sehnenansatz. Bei der Resektion werden die Fäden entsprechend der Resektionsstrecke vorgelegt, der Muskel abgetrennt und ebenfalls eine sorgfältige Blutstillung ausgeführt. Nach Wiederannähen an den Sehnenansatz wird das überschüssige Stück *Muskel mit dem Kauter reseziert*, um Nachblutungen zu vermeiden. Für Einzelheiten der Operationstechnik empfehlen wir die Arbeit von DE DECKER (1972).

Am Ende der Operation wird die *Bindehautwunde mit einer Naht adaptiert*. Diese Naht wird fest angezogen, so daß sie in das Gewebe einschneidet und sich einige Tage nach der Operation von alleine löst. Eine 2. Naht ist meist bei großem muskelparallelen Einschnitt notwendig. Damit der freie Bindehautlappen genau an die am Limbus verbleibende Bindehaut adaptiert werden kann, muß er etwas gerafft werden. Das ist nur im Bereich der *Pars fixa conjunctivae* möglich.

Bei einem Eingriff muß *zuerst die entlastende Operation* (Rücklagerung oder Schwächung) und dann die das Muskelgleichgewicht belastende Operation (Resektion oder Faltung) vorgenommen werden.

28.3. Dosierungen bei Muskeloperationen

Zur Dosierung bei Schieloperationen weisen wir auf Untersuchungen von CÜPPERS (1973 a) hin. Er empfiehlt die Resektionsstrecke doppelt so groß wie die Rücklagerung zu halten. Für den **Strabismus convergens** gibt CÜPPERS (1973 b) folgende *Dosierungstabellen* an (1. Zahl Internusrücklagerung/2. Zahl Externusmyektomie; Werte in Millimeter): $8° = 1{,}5/3{,}0$; $12° = $ gut $2{,}0/5{,}0$; $15° = $ knapp $3{,}0/5{,}0$; $18° = $ gut $3{,}0/6{,}5$ und $20° = 3{,}5/9{,}0$.

HOLLAND (1974) empfiehlt folgende *Dosierungen:* $10° = 2{,}0/6{,}0$; $12° = 2{,}5/6{,}5$; $14° = 3{,}0/7{,}0$; $16° = 3{,}0/8{,}0$; $18° = 3{,}5/8{,}5$; $20° = 3{,}5/9{,}0$ und $25° = 4{,}0/10{,}0$. Er wendet in der letzten Zeit eine geringere Externusresektion und dafür eine etwas ausgiebigere Internusrücklagerung an.

Nach einer Zusammenstellung aus 4 Kliniken wurde von PIETRUSCHKA (1967) die *Formel* $S = 5 R + 2 M - 12$ aufgestellt. S bedeutet die *Schielwinkeldifferenz* vor der Operation und 6–8 Tage danach (in Grad), R die Internusrücklagerung und M die Externusmyektomie.

Wir konnten bei der Auswertung von 250 Schieloperationen (SCHÄFER u. KELLERMANN, 1976) feststellen, daß der Effekt einer Internusrücklagerung bis $^1/_4$ Jahr nach der Operation noch zunehmen kann und der Effekt einer Externusresektion etwas abnimmt. Wir haben folgende *Formeln der Schielwinkelreduktion* (in pdpt) aufgestellt:

S = 6,3 R + 2,9 M – 11,8 (für 1 Woche nach der Operation)

S = 6,7 R + 2,2 M – 8,1 (für $^1/_4$ Jahr nach der Operation).

Diese Formeln gelten linear bis 40 pdpt. Über 40 pdpt hinaus haben maximale Dosierungen (z. B. 4/8) einen größeren Einfluß auf den Schielwinkel.

Für den **Strabismus divergens** gibt es wenige Dosierungstabellen. Nach CÜPPERS (1973 b) dosiert man wie folgt (1. Zahl Externusrücklagerung/2. Zahl Internusmyektomie):

8° = 1,5/3,0; 12° = gut 2,0/5,0; 15° = 3,0/5,0; 18° = 3,0/6,5 und 20° = 3,5/9,0.

Nach FRIEMEL (1971) wird der Schielwinkel um 2°–3° pro reseziertem Internusmillimeter verringert. Eine Externusrücklagerung von 7–8 mm reduziert den Schielwinkel um 5°.

Wir berechnen die Externusrücklagerung mit 1,5° und die Internusresektion mit 2°–3° pro Millimeter. Eine isolierte, geringe Resektion (bis etwa 4,0 mm) ist ohne Effekt.

Bei Strabismus convergens und divergens haben **kombinierte Eingriffe** einen 20% größeren Effekt als isolierte. Deshalb wird auch die beidseitige Internusrücklagerung nur noch selten vorgenommen. Da die Technik oft sehr unterschiedlich ist, sollte *jeder Operateur* sich *ein eigenes Schema* aus seinen Erfolgen und Mißerfolgen aufbauen und sich nur bedingt an allgemeine Regeln halten.

Bei der Dosierung richtet man sich auch nach der *Motilität*. Bei schlechter Adduktion und eingeschränkter *Konvergenz* darf der Rectus internus nicht mehr geschwächt werden.

Bei jüngeren Patienten und normaler Korrespondenz ist der **Operationseffekt** meist größer als bei älteren Patienten und anomaler Korrespondenz. Die Operationswirkung ist auch größer bei einer konvergenten Abweichung und einem großen Schielwinkel, und sie ist kleiner bei einer divergenten Abweichung und kleinem Schielwinkel. Ebenso ist der Effekt größer beim alternierenden und kleiner beim monolateralen Strabismus. Kosmetische Operationen beim Erwachsenen werden, wenn ein Strabismus divergens vorliegt, eher überkorrigiert und bei Konvergenzstellung eher unterkorrigiert.

Bei den **maximalen Dosierungen** richtet man sich nach dem Alter des Patienten, der Refraktion (Bulbuslänge) und den individuellen Verhältnissen (Lage des Sehnenansatzes zum Limbus). Die Grenzwerte betragen für die Internusrücklagerung 3,0 mm (bis 2. Jahr), 3,5 mm (bis 6. Jahr) dann 4,0 mm und höchstens 4,5 mm (bei myopen Erwachsenen), für die Externusrücklagerung 5–6 mm, für die Internusresektion 8,0 mm und die Externusresektion 9,0 mm.

Wer sich nicht an diese Werte hält, muß mit erheblichen *Beeinträchtigungen der Muskelabrollstrecken,* also mit Motilitätsstörung, aber auch mit En- oder Exophthalmus und Veränderungen der Lidspaltenweite rechnen. Zu starke Rücklagerungen oder Tenotomien des Internus verursachen oft eine Rückziehung der Karunkel in Richtung Orbita.

Wenn ein Operateur nicht häufig Schieloperationen ausführt, sollte er für jeden Rectus *die gleiche Operationsmethode benutzen.* An den geraden Muskeln werden *Rücklagerungen* und *Resektionen* ausgeführt, aber auch Faltungen, Fensterungsoperationen oder Schwächungen durch seitliches Einschneiden in den Muskelbauch. Häufiger wird die Rücklagerung des Obliquus inferior und die Faltung des Obliquus superior vorgenommen. Von der früher geübten *Vorlagerung* eines geraden Muskels wird aus kosmetischen Gründen (Muskel schimmert durch die Bindehaut) heute Abstand genommen.

Die **Wahl des Auges**, an dem operiert werden soll, ist umstritten. Die Eltern verstehen oft nicht, warum am führenden Auge operiert wird. *Wir operieren meist das schielende Auge,* da an diesem häufig die Motilität gestört ist. Besteht an einem Auge eine geringe Sursoadduktion, sollte dort die Internusrücklagerung vorgenommen werden, da durch diesen Eingriff meist auch die Sursoadduktion behoben ist.

Relativ häufig müssen **Revisionsoperationen** ausgeführt werden, z. B. bei *konsekutiven Divergenzen.* Der zu weit rückgelagerte Internus muß an der ursprünglichen Ansatzstelle wieder fixiert werden, es wird also eine *Vorlagerung* ausgeführt. Da die Gefahr besteht, daß der Muskelbauch mit dem durch die Voroperation neu geschaffenen Ansatz verwächst, decken wir diesen Ansatz durch ein Stück Tenonsche Kapsel ab. Diese Vorlagerung wird außerdem mit einer Resektion des gleichen Muskels und einer Rücklagerung des Antagonisten kombiniert.

28.4. Operationen bei Vertikaldifferenz

Wir operieren *Vertikaldifferenzen* nur, wenn sie kosmetisch stören oder in funktionellen Fällen. *Vertikale Motilitätsstörungen* dagegen werden, wenn möglich, beseitigt. Bei der häufig bestehenden Überfunktion des Obliquus inferior haben wir gute Erfahrung mit der Rück- und Vorlagerung nach GOBIN (1964) gemacht.

Über einen Perilimbusschnitt temporal unten und einen etwas größeren Radiärschnitt wird der Musculus rectus inferior mit dem Schielhaken aufgesucht. Der Bulbus kann jetzt leicht nach oben und nasal rotiert werden. Man legt 2 Fäden in 13–14 mm Limbusabstand, gemessen am temporalen Rand des Rectus inferior, vor, sucht den Obliquus inferior auf und trennt ihn vorsichtig ab (Orginalmethode nachlesen). Der abgetrennte Muskel wird an der schon markierten Stelle fixiert und die Bindehaut verschlossen.

Wir führen die Operation nicht immer doppelseitig, sondern gelegentlich auch einseitig aus. Die doppelseitige Operation kombinieren wir mit einer Rücklagerung des Internus und einer Resektion des Externus an einem Auge. – Wir stellen die *Indikation* für eine Operation nach GOBIN, wenn ein Auge, bei reiner Abduktion des anderen, 30° und mehr nach oben steht.

Bei *reinen Vertikaldifferenzen ohne Motilitätsstörung* verlagern wir die Muskelansätze nach oben oder nach unten, ein Verfahren das auch PIPER anwendet. Am höherstehenden Auge werden die beiden horizontalen Muskeln nach unten oder am tieferstehenden nach oben verlagert. Wir versetzen den Muskel um eine drittel Breite bei einer Vertikaldifferenz von 5 pdpt. Bei 7 pdpt verlagern wir den Ansatz um eine halbe, und bei 9 pdpt um zwei drittel Breite. Größere Dosierungen führen wir nur sehr selten aus.

Bei *Operationen an den vertikalen Recti* wird sowohl bei der Rücklagerung (maximal 3,0 mm) als auch bei der Resektion (maximal 4,0 mm) sehr vorsichtig dosiert. Man rechnet pro Grad Vertikaldifferenz ca. 0,5 mm Muskelveränderungsstrecke. Im Gegensatz dazu kann an beiden Obliqui ausgiebig dosiert werden. Bleiben bei funktionellen Fällen kleine Höhendifferenzen zurück, so werden vertikale Prismen verordnet (Kap. 26.6.).

28.5. Postoperative Versorgung

Sofort nach der Operation geben wir eine *adstringierende Augensalbe*
und einen *Binokulus* bis zum nächsten Morgen. Am 1. postoperativen
Tag werden die Verbände entfernt und das Kind darf aufstehen. Bis
zur Entlassung, dem 4. oder 5. postoperativen Tag, erhält der Patient
5 × tgl. *vasokonstriktorische Augentropfen* und für die Nacht eine
unspezifische Augensalbe.

Bei starken Schwellungen empfehlen wir eine cortisonhaltige Augensalbe für
die Lider und als Augentropfen ein Kombinationspräparat aus einem Antibio-
tikum mit Korticosteroiden.

Wir kontrollieren den Befund spätestens eine Woche nach der Entlassung und wieder nach 3 Wochen. Den endgültigen Operationseffekt
sieht man erst nach 8 Wochen. Die Medikation mit Augentropfen und
-salbe beendet man nach 14 postoperativen Tagen, die Cortisonmedi-
kation bereits am Entlassungstage. Die wenigen Bindehautfäden lösen sich meist nach 2–4 Wochen von alleine.

Die Augenstellung wird mehrmals täglich kontrolliert. Je nach Operationseffekt
wird das Lesen empfohlen oder verboten. Bei sicher normaler retinaler Korrespondenz und kleinem Restwinkel führt man sofort wieder einen *Prismenausgleich* durch. Besteht nur eine Tendenz zur normalen Korrespondenz und
ein kleiner postoperativer Restwinkel, dann wird für die nächsten Wochen eine
deutliche *Prismenüberkorrektur* von etwa 10–20 pdpt zusätzlich zum Schielwinkel gegeben. Diese Überkorrektur wird über Wochen jeweils um 5 pdpt
vermindert. Bei anomaler retinaler Korrespondenz und kleinem Schielwinkel
gibt man sofort eine *Okklusion* auf das nicht operierte Auge. Wir wollen
verhindern, daß es in der kritischen postoperativen Phase zur Winkelvergrößerung wie unter Prismen kommt (Kap. 26.3.). Nach winkelverkleinernden Eingriffen wird nach 1 Woche der übliche Okklusionsrhythmus wieder aufgenommen. Bei Erwachsenen okkludieren wir noch 6–8 Wochen (Leukoflex-Pflaster
auf die Brille).

Bei *Überkorrekturen* eines Strabismus convergens schwächen wir die
hyperope Korrektur durch *Minusvorhänger* ab (bis zu 3 dpt) und
verordnen *Konvergenzübungen.* Wenn kein Astigmatismus vorliegt
und die Refraktion etwa in dieser Dioptrienstärke liegt, kann auch die
Brille weggelassen werden. Die Brillengläser schwächen wir erst nach
einem viertel Jahr endgültig ab, nachdem wir wiederholt bestimmt
haben, mit welcher Verminderung Parallelstand besteht.
Postoperative Vertikaldifferenzen nehmen unter Okklusion häufig zu.

Wir arbeiten in diesen Fällen zunächst mit Vorhängern oder Prismen oder lassen ganz offen. Später geben wir je nach Korrespondenz (Kap. 28.4.) ein vertikales Prisma, eine Okklusion oder nehmen eine weitere Operation vor.

29. Therapie des Strabismus divergens

Knapp 90% der Begleitschieler sind Innenschieler. Die restlichen 10% haben einen *Strabismus divergens*, der wiederum in die *primäre*, die *sekundäre*, die *konsekutive* und in die *intermittierende Form* eingeteilt wird. Der intermittierende Strabismus divergens tritt 3 × häufiger als der primäre, konstante Strabismus divergens auf. Obwohl die Behandlung des Strabismus divergens sich nicht wesentlich von der des Strabismus convergens unterscheidet, gehen wir noch kurz auf die einzelnen therapeutischen Schritte ein.

Im *klassischen Fall* eines Strabismus divergens liegt eine Myopie vor, die, wie auch ein Astigmatismus, voll ausgeglichen wird. Beim **primären Strabismus divergens** besteht für die Ferne und die Nähe ein manifestes Außenschielen. Es wird *sofort eine Okklusionstherapie* nach den beschriebenen Regeln begonnen. Wie beim Strabismus convergens sollte möglichst *bald freies Alternieren erreicht* werden. Wir verordnen *dann den Prismenausgleich*, wenden aber keine Unter- oder Überkorrektur an. Bei der Schieloperation wird meist eine Rücklagerung des Rectus externus und eine Resektion des Rectus internus vorgenommen. Postoperative kleine Restwinkel werden mit Prismen ausgeglichen. Wird nur für die Nähe Parallelstand erreicht und besteht eine manifeste Abweichung in der Ferne, erfolgt das weitere Vorgehen wie beim Strabismus divergens intermittens. Kontrollen sind wichtig, da *häufig* eine allmähliche *Winkelvergrößerung* auftritt.

Ein **konsekutiver Strabismus divergens** bei ehemals konvergenter Abweichung *kann sich bei sehr jungen Patienten auch günstig auswirken*, wenn die Operation nur geringe Muskelstörungen verursacht hat. Da sich durch diesen Eingriff die Korrespondenz positiv gewandelt haben kann, sollte nach Binokularschulung eine zweite Operation angeschlossen werden.

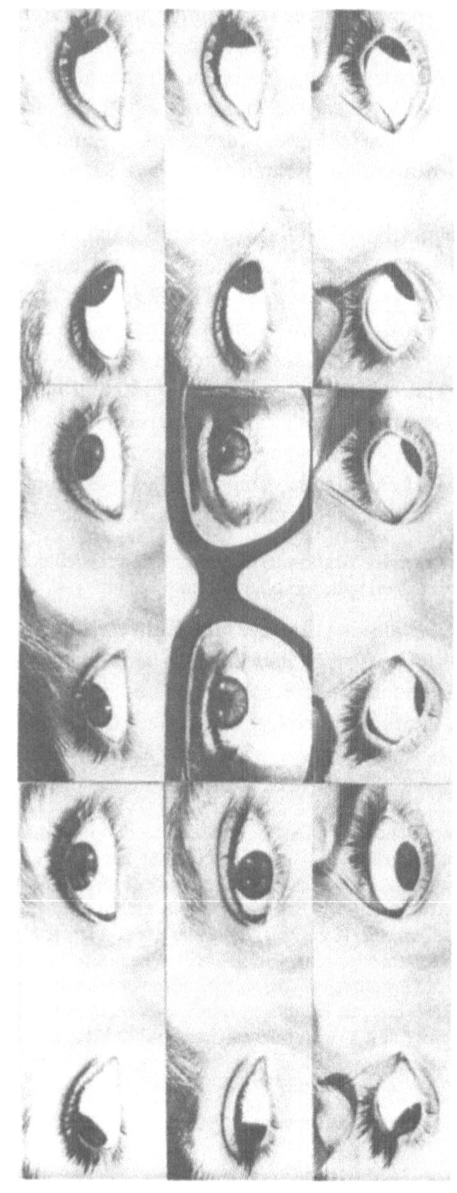

Abb. 37. Konsekutiver Strabismus divergens nach Tenotomie am linken Musculus rectus internus

107

Meist aber bringt der *konsekutive Strabismus divergens nach überdo-sierter Operation am Musculus rectus internus* (Tenotomie; zu ausgie-bige Rücklagerung) erhebliche Probleme mit sich. Es entsteht ein *typisches Symptomenbild* (SCHÄFER, 1975). Neben der Divergenzstel-lung und dem schlechten kosmetischen Eindruck zeigt sich eine einsei-tige Adduktionseinschränkung (Abb. 37) und Konvergenzschwäche, die oft von *asthenopischen Beschwerden* begleitet ist. Zur Entlastung des operativ geschädigten Internus kann eine *leichte Zwangshaltung* mit Kopfdrehung zur anderen Seite hin eingenommen werden. Bei einer *späteren operativen Korrektur* der Augenstellung muß die *erhöhte Diplopiegefahr*, die *Kontraktur* und die *fibröse Umwandlung des operierten Muskels* und seines Antagonisten berücksichtigt wer-den. Man wendet einen längeren präoperativen Prismenausgleich an. Die Operation erfolgt am voroperierten Muskel. Sie ist kompliziert durch die Verwachsungen im Operationsgebiet. Der Limbusabstand des Muskelansatzes beträgt häufig 11–12 mm. Die Revisionsopera-tion erfordert viel Erfahrung (Kap. 28.3.).

Der **sekundäre Strabismus divergens** tritt bei Nichtgebrauch eines Auges nach schweren Verletzungen oder Erblindung auf.

Beim **Strabismus divergens intermittens** ist der *Schielwinkel für einen Entfernungsbereich latent*, für den anderen manifest. Klagt der Patient über asthenopische Beschwerden und liegt die Abweichung über 10°, dann führen wir eine Operation aus. *Asthenopische Beschwerden* hal-ten wir aber für *das wichtigere Kriterium*, eine Operation vorzu-nehmen.

Man erklärt dem Patienten, daß in manchen Fällen später eine zweite Opera-tion erforderlich ist, da oft eine Neigung zur weiteren Divergenz besteht.
Wir prüfen auch, ob der Patient nach Unterbrechung der Fusion (durch einsei-tiges Abdecken) sein Binokularsehen rasch wieder aufnehmen kann. Die *Win-kelbestimmung* (Kap. 28.1.) und die eventuell erforderliche Anwendung von Linsenfolien oder einer Bifokalbrille (Kap. 24.2.) wurde bereits besprochen. Bei Konvergenzschwäche werden Konvergenzübungen (Kap. 27.3.) verord-net. Besteht eine *einseitige Amblyopie*, dann wird das führende Augen nur stundenweise (2–3 Stunden täglich) okkludiert, um den Strabismus nicht für alle Entfernungsbereiche manifest werden zu lassen.

30. Therapie der Heterophorien

Unter Heterophorie versteht man das *latente Schielen,* das nur unter bestimmten Umständen manifest wird. Damit sind alle Einwirkungen gemeint, die die Fusion stören oder aufheben können. Man kann die Fusion durch *Bildtrennung beider Augen* unterbrechen, z. B. mit dem Maddox-Wing-Gerät, dem Maddox-Stäbchen oder mit der Rot-Grün-Brille des Worth-Testes. Fusionstrennung wird auch durch den verlängerten oder den alternierenden Abdecktest ausgelöst. Im täglichen Leben wird die Fusion besonders durch körperliche Anstrengung, langes Lesen oder Alkohol belastet.

Etwa *60% der Bevölkerung hat eine Heterophorie.* Ein geringer Teil davon hat auch Beschwerden. Meist ist der Winkel nur sehr klein, so daß keine Therapie erforderlich ist.

Die Heterophorien teilt man ein in *Exo- und Esophorien* (latentes Außen- und Innenschielen), *Hyper- und Hypophorien* (latenter Höher- und Tieferstand eines Auges) und die *Cyclophorien* (latentes Verrollen um die sagittale Achse des Auges im Uhrzeiger- oder Gegenuhrzeigersinn).

Die *Cyclophorien* werden monokular am Synoptophor mit dazu geeigneten Bildern überprüft, wobei der Patient die Verrollung des Auges selbst einstellen kann. Cyclophorien können auch mit Maddox-Stäbchen im Probiergestell ausgemessen werden. – Die Abweichungen bei Heterophorie sind nicht immer nur in einer Richtung vorhanden. *Kombinationen* wie eine Esophorie mit einer Hypophorie oder eine Exophorie mit einer Hyperphorie und Cyclophorie sind nicht selten.

Eine *Heterophorie* kann wesentlich *besser kompensiert* werden, *wenn das monokulare Sehen* beider Augen *gut ist.* Problematisch ist die Situation bei einer Exophorie mit Hyperopie und einer Esophorie mit Myopie. Wir müssen so korrigieren, daß volle Sehschärfe erreicht wird. Bei Exophorie mit Hyperopie kann die Brille etwas unterkorrigiert werden. Wir überprüfen Sehschärfe und Augenstellung mit Plus- und Minusvorhängern.

Eine *Therapie* der Heterophorie ist nur dann erforderlich, *wenn asthenopische Beschwerden bestehen.* Der Patient klagt über Augenbrennen (ähnlich einer Conjunctivitis), über Kopf- und Augenschmerzen nach längerem Lesen und über eine Zunahme der Beschwerden am

Abend und manchmal auch direkt nach dem morgendlichen Aufwachen.

Bestehen *asthenopische Beschwerden,* muß immer ein kompletter ophthalmologischer Status erhoben werden, eventuell eine HNO-ärztliche, eine zahnärztliche oder eine internistische Untersuchung. Die Beschwerden können auch psychisch bedingt sein.

Ein einfaches Verfahren zur *Differentialdiagnose* ist die Probeokklusion, die besonders für das Lesen oder eine ähnliche Tätigkeit verordnet wird. Diese *Okklusion* darf nicht zu lange getragen werden (ca. 3 Tage), da sonst eine Phorie manifest werden könnte. Hat der Patient monokular keine Beschwerden, so können wir mit ziemlicher Sicherheit auf eine störende Phorie schließen.

Ganz *bestimmte Patienten* suchen den Augenarzt mit Heterophoriebeschwerden auf. Es ist der Student im Examensstreß, dann Patienten, die nach schweren Erkrankungen oder Operationen plötzlich zeitweise doppelt sehen und das junge Mädchen, das eine Schneiderlehre begonnen hat und jetzt plötzlich über Kopfschmerzen klagt.

Für die *Behandlung* kommen außer der Brillenverordnung auch Prismen in Frage. Der früher empfohlene *prismatische Ausgleich* bei latenten Abweichungen wird heute nur in Ausnahmefällen angewendet. Die Erfahrung zeigte, daß der zunächst korrigierte Winkel nicht dem tatsächlichen Winkel entspricht. Werden die Prismen probeweise getragen, stellt man meist fest, daß die latente Abweichung zugenommen hat und daß jetzt mehr Prismen erforderlich sind. Dann wird auch der Einbau der Prismen in die Brille schwierig (Kap. 26.6.).

Alle zur Verfügung stehenden Abwehrmaßnahmen werden bei Heterophorie ergriffen, um die Augen gerade zu halten. Die Abwehr besteht in der fusionalen Konvergenz oder Divergenz oder auch in der akkommodativen Konvergenz. Diese Maßnahmen werden nun nach Prismenverordnung nicht mehr benötigt.

Bei älteren Patienten ist die Prismenverordnung wesentlich unproblematischer. – Vertikalphorien brauchen meist nicht ausgeglichen werden.

Die *weiteren Möglichkeiten der Therapie* sind Schulungen und Schieloperationen. Es kann nicht generell gesagt werden, ob bei einem Patienten geschult oder operiert werden soll.

Die Entscheidung richtet sich nach dem Schielwinkel und nach den asthenopischen Beschwerden. Wir führen ab ca. 15–20 pdpt eine Ope-

110

ration aus und bei geringeren Winkeln versuchen wir, mit einer Schulung auszukommen. Der Eingriff wird durch eine prä- und postoperative Übungsbehandlung erfolgreicher. Die Operationen führen wir nach den schon gegebenen Regeln (Kap. 28.3.) aus. Um sich die Situation bei einer zweiten Operation nicht zu erschweren, sollten die beiden horizontalen Muskeln eines Auges operiert und auf symmetrische Operationen verzichtet werden. Das genaue Vorgehen erfolgt wie beim Strabismus convergens oder divergens mit präoperativem Prismenausgleich oder Marlowverband.

31. Prophylaxe und Therapie der Diplopie

Wenn Schielpatienten keine Suppression entwickeln, treten Doppelbilder auf. Diplopie findet man auch beim paretischen Schielen und bei einem spät auftretenden Begleitschielen (Kap. 5).
Jüngere Kinder sind fast immer in der Lage, Suppression auszubilden. Oft empfinden sie die Diplopie des Begleitschielens auch gar nicht als störend. Sie erzählen beiläufig, daß sie doppelt sehen. Der erwachsene Mensch kann sich, besonders bei Paresen, nicht an die Doppelbilder gewöhnen und ist wesentlich mehr gestört.
Die postoperative Diplopie kann der Augenarzt verhindern. Wichtig ist dabei der präoperative Prismenausgleich (Kap. 26.7.), der eventuell auftretende Doppelbilder anzeigt. Selbst *bei Amblyopie* mit zentraler oder *exzentrischer Fixation und einem Visus von* weniger als $^{1}/_{35}$ *können Doppelbilder stören.* Bei großen Schielwinkeln werden die Doppelbilder allerdings oft nicht wahrgenommen. Erst wenn sie näher beieinanderliegen bemerkt sie der Patient. Manchmal werden Doppelbilder durch einen Schielwinkel von 25–35 pdpt verdeckt; das Bild des abweichenden Auges fällt auf die Papille (Kap. 5).
Bei Doppelbildern stehen verschiedene *Behandlungsmöglichkeiten* zur Verfügung. Werden die Doppelbilder als nicht störend empfunden, ist *keine Therapie* nötig. Manchmal wird postoperativ nur Diplopie in einer bestimmten Blickrichtung angegeben. Der Patient wird diese Blickrichtung vermeiden.
Mit einer *Okklusion* werden störende Doppelbilder sofort beseitigt.

Statt mit einer Vollokklusion kann auch mit einem *Einschleichokklusiv* ca. 0,1 (nach BANGERTER) versucht werden, die Unterdrückung eines Auges zu erreichen. Über Monate bis Jahre müssen Folien getragen werden, die langsam in ihrer Durchlässigkeit vermindert werden. Die *Okklusive* sollten das Doppelbild so *abschwächen,* daß es nicht mehr stört. Nach der Folie ca. 0,1 gibt man das Okklusiv ca. 0,3 und schwächt weiter ab, bis keine Folie mehr notwendig ist. Leider ist diese Therapie, die auch eine Amblyopie zur Folge haben kann, nicht immer erfolgreich und Doppelbilder bleiben trotz aller Bemühungen bestehen.

Bei postoperativen Doppelbildern kann als *letzte Möglichkeit eine Reoperation* vorgenommen werden. Auch dabei sollte man vorher die gewünschte Situation nach der Reoperation durch Prismen genau bestimmen.

32. Zusammenarbeit zwischen Orthoptistin und Augenarzt und die Ausbildung in Ple- und Orthoptik

Die Untersuchung und Behandlung von Schielpatienten lag früher allein in den Händen der Augenärzte. Später entwickelte sich der Beruf der *Orthoptistin,* der Fachwissen, viel Geduld und Einfühlungsvermögen erfordert. Die Zahl der Sehschulen wächst, aber Orthoptistinnen gibt es immer noch nicht genug.

Die *Arbeitsteilung* zwischen Orthoptistin und Augenarzt in einer Sehschule ist meist einfach. Bei Strabismus wird die Refraktionsbestimmung, der ophthalmologische Status und die Schieloperation durch den Augenarzt vorgenommen. Der wesentliche Teil der Diagnostik, die gesamte nichtoperative Therapie und die Schulungen bleiben Aufgabe der Orthoptistin.

Die Zusammenarbeit zwischen Orthoptistin und Augenarzt kann ideal sein. Beide ergänzen sich und erreichen so das Beste für den Patienten. Die Kombination des Spezialwissens der Orthoptistin und der medizinischen Erfahrung des Arztes ist ein Modell für gute Partnerschaft verschiedener medizinischer Berufe.

Leider haben nur wenige Ärzte größeres Interesse am *Spezialgebiet Strabismus.* Die Zusammenarbeit ist für die Orthoptistinnen deshalb nicht befriedigend, und sie streben nach mehr Selbständigkeit. Unser *Ausbildungsmodell* in Würzburg soll deshalb eine bessere Ausbildung aller Klinikassistenten sichern.

Während der 4jährigen Facharztzeit findet eine mindestens 9monatige Ausbildung in Ple-, Orthoptik und Kinderaugenheilkunde statt. Zusätzlich wird in der Sehschule einmal in der Woche ein spezieller Fortbildungsunterricht abgehalten. Besonders interessierte Kollegen können die Ausbildungszeit noch verlängern. Nur so kann eine bessere Behandlung der Schielpatienten in der ärztlichen Praxis und eine gute Zusammenarbeit in diesem Bereich der Augenheilkunde gewährleistet werden.

33. Therapieschema bei Begleitschielen

Um die Behandlungsschritte übersichtlich darzustellen, folgt nun ein Therapieschema des Begleitschielens in chronologischer Folge:

1. Sofortige konsequente *Okklusionstherapie.*
2. *Brillenverordnung* um das 2. Lebensjahr und regelmäßige Nachkontrolle alle 6–12 Monate.
3. Mit ca. 4 Jahren *Prismenbehandlung* zur Normalisierung der Korrespondenz und Schulung des Binokularsehens.
4. *Schieloperation* vor der Einschulung, eventuell Frühoperation zur Winkelverkleinerung.
5. *Nachsorge* in größeren Abständen bis in das Pubertätsalter.

Nicht bei jedem Patienten müssen wir alle Schritte dieser Therapie ausführen. Beim rein akkommodativen Strabismus genügt oft schon die richtige Brillenkorrektur (eventuell als Bifokalbrille).

Bei der *Nachsorge* prüfen wir besonders die *Sehschärfe des nicht führenden Auges.* Bemerkt man eine Visusverschlechterung, dann muß eine Teilzeitokklusion oder ein Sichtokklusiv verordnet werden. Wesentlich ist die jährliche Refraktions- und Brillenkontrolle. Selten werden während der Nachsorge auch Schulungen erforderlich.

34. Folgeschäden bei unbehandeltem Strabismus

Oft fragen uns die Patienten, ob Schielen denn überhaupt behandelt werden müsse. Wir wollen nun alle möglichen *Folgeschäden bei völlig unbehandeltem Schielen* aufführen:

1. Aus einem alternierenden Strabismus kann sich ein monolaterales Schielen entwickeln.
2. Bei einem monolateralen Strabismus besteht die Gefahr der Amblyopie und einer exzentrischen Fixation.
3. Es entstehen muskuläre Veränderungen am Auge. Bei Strabismus convergens ist der Rectus internus zu stark und der Rectus externus zu schwach ausgebildet. Dementsprechend ist die Adduktion überschießend und die Abduktion deutlich eingeschränkt.
4. Ein normales beidäugiges Sehen kann sich nicht entwickeln. Der Patient hat eine anomale retinale Korrespondenz oder keine Korrespondenz. Die Fusion und das räumliche Sehen sind gering oder gar nicht ausgebildet und es besteht Suppression.
5. Der kosmetische Defekt stellt auch eine psychische Belastung für den Patienten dar.

Nur selten wird ein Schielpatient überhaupt nicht augenärztlich behandelt. Viel häufiger wird nur ein Teil der Therapie ausgeführt.

Wird beim Begleitschielen *nur eine Brille verordnet,* so können, außer beim rein akkommodativen Strabismus, in allen anderen Fällen noch erhebliche Folgeschäden auftreten. Durch die Brillenkorrektur wird die Augenstellung meist etwas gebessert, und der Strabismus ist dadurch kosmetisch nicht so störend. Die Amblyopie kann aber mit einer Brille nicht verhindert werden, ebensowenig kann sich ein normales beidäugiges Sehen entwickeln.

Durch eine Schieloperation können die muskulären Veränderungen vermieden werden und die kosmetische Stellung der Augen ist meist unauffällig.

Selbst wenn *Brillenverordnung, Okklusion und Schieloperation* vorgenommen werden, kann eine völlige Heilung mit diesem Therapieschema nicht erreicht werden. Bei einer anomalen retinalen Korrespondenz bleibt ein kleiner, kosmetisch nicht störender Schielwinkel zurück. Manche dieser Patienten haben auch eine minimale Fusionsbreite und ein grobes stereoskopisches Sehen. Werden die Patienten älter, klagen sie häufig über asthenopische Beschwerden.

Wir empfehlen die Prismenbehandlung und Binokularschulung zur
Ausheilung des Strabismus zu versuchen. Diesen Versuch unterneh-
men wir aber nicht, wenn bei einem Patienten zu viele ungünstige
Faktoren für eine Prismenbehandlung vorliegen (Kap. 26.5.).

35. Häufige Fehler und Verwechslungen

Oft werden die Eltern der Schielpatienten nicht richtig über den
Behandlungsverlauf informiert. Schlechte oder *ungenügende Bera-
tung* zerstört das Vertrauen und die Bereitwilligkeit zur Mitarbeit.
Die *Refraktionsbestimmung* bei kleinen Kindern ist recht schwierig.
Nicht immer kann beim ersten Versuch der volle hyperope und astigmatische Wert ermittelt werden. Bei weiteren Kontrollen müssen
häufig stärkere Brillen verordnet werden. Deshalb sollte der Arzt mit
Versprechungen, wie lange die Brille getragen werden muß, sehr
vorsichtig sein.
Wir müssen den Eltern genau erklären, daß eine *Schielbehandlung
langwierig* ist. Schielen ist nicht allein durch eine Operation zu beheben, sondern durch Okklusion, Brille, Prismenbehandlung und Schulung. Häufig werden zwei Operationen erforderlich.
Eltern gehen oft direkt nach Schielbeginn zum Augenarzt, werden
aber wieder weggeschickt, da man das kleine Kind noch nicht untersuchen könne. Die *Beobachtung der Hornhautlichtreflexe (Hirschbergmethode) ist aber auch bei einem ganz kleinen Kind sicher möglich.*
Häufig werden *Atropintropfen* anstelle einer Okklusion zu lange angewendet. Wir empfehlen, verschiedene Pflastersorten auszuprobieren,
bis die für das Kind verträglichste gefunden ist. Wie die ganze Schieltherapie muß auch der Okklusionsrhythmus *dem Lebensalter des Kindes angepaßt* sein. – Es hat einen sehr schlechten Einfluß auf die
Korrespondenz, wenn man abwechselnd beide Augen offen läßt.
Immer wieder kommt es zur *Verwechslung* verschiedener Begriffe.
Die exzentrische Fixation wird häufig mit der anomalen retinalen
Korrespondenz verwechselt. Es ist eine gute Hilfe mon- und binokulare Phänomene zu unterscheiden. *Monokulare Phänomene* sind Refraktion, Sehschärfe, Fixation und Motilität, *binokulare Phänomene*

sind der Schielwinkel, die Konvergenz, die Korrespondenz und das Binokularsehen.

Die *moderne Schieltherapie* wird während der Facharztausbildung oft ein wenig vernachlässigt. Der Augenarzt hat aber immer wieder mit Schielpatienten zu tun. Mit diesem praxisbezogenen Buch soll ihm dazu eine Hilfestellung gegeben werden.

36. Erklärung der Fachausdrücke

Für manche Augenärzte ist das Schielgebiet verwirrend, da viele Fachausdrük-
ke benutzt werden, die in der übrigen Augenheilkunde ungebräuchlich sind.
Deshalb werden die *wichtigsten Ausdrücke und Abkürzungen kurz definiert.*
Diese Abkürzungen beziehen sich aber nur auf den Strabismus concomitans.
Für persönliche Ergänzungen werden am Schluß noch drei Seiten freigelassen.

Abduktion:	Augenbewegung nach temporal
Adduktion:	Augenbewegung nach nasal
Akkommodation:	Anpassungsfähigkeit des Auges an verschiedene Entfernungen durch Brechkraftänderung der Linse
alternierend:	abwechselnd
Amblyopie:	Schwachsichtigkeit
Ametropie:	Fehlsichtigkeit, Refraktionsanomalie
Aniseikonie:	unterschiedliche Bildgröße auf beiden Netzhäuten
Anisometropie:	Unterschiedliche Brechkraft beider Augen
ANK:	Anomale Netzhautkorrespondenz
Anomale retinale Korrespondenz	Binokularer Zustand, bei welchem die Fovea des führenden Auges mit einer nicht fovealen Netzhautstelle des anderen Auges zusammenarbeitet und beide Stellen eine gemeinsame Sehrichtung haben.
Anomaliewinkel:	Differenz zwischen objektivem und subjektivem Schielwinkel
A-Phänomen:	Relative Konvergenzstellung bei Blick nach oben mit relativer Divergenzstellung bei Blick nach unten
ARC:	Anomale retinale Korrespondenz
Asthenopie:	Sehstörungen verschiedener Ursachen
BES:	Binokulares Einfachsehen
Bifokalglas:	Brillenglas mit Fern- und Nahteil
Binokulares Einfachsehen:	Zusammenarbeit beider Augen mit der Möglichkeit zur Überlagerung und Verschmelzung der Seheindrücke
Binokularsehen:	Fähigkeit mit beiden Augen gleichzeitig zu sehen.
Blickfeld:	Bereich, der mit unbewegtem Kopf von einem oder beiden Augen angeblickt werden kann
Blicklinie:	Verbindungslinie zwischen der Fovea und dem Fixationsobjekt; wird als Hauptsehrichtung empfunden
Blind-spot:	Blinder Fleck (Papille)
Cheiroskop:	Gerät für Fusions- und Antisuppressionsschulung.
concomitant:	begleitend; Schielwinkel ist in allen Richtungen gleich groß
Covertest:	Abdecktest

Crossing:	Kreuzen der Bilder
Cycloduction:	Drehung eines Auges um die sagittale Achse; bei der Incycloduction bewegt sich die obere Augenhälfte nach nasal, bei der Excycloduction nach temporal
Cyclophorie:	latentes Verrollen eines Auges um die sagittale Achse; bei der Incyclophorie dreht sich die obere Augenhälfte nach nasal, bei der Excyclophorie nach temporal
Cycloplegie:	Medikamentöse Lähmung des Ciliarkörpers und damit der Akkommodation; von Mydriasis begleitet.
Cycloversion:	Drehung der Augen um die sagittale Achse

Dekompensation:	Manifestwerden einer Heterophorie
Deorsumversion:	Bewegung beider Augen nach unten
Depression:	Bewegung der Augen nach unten
Dexter:	rechts (z. B. Dextroversion)
Dioptrie:	Maßeinheit für die Brechkraft einer Linse. Sie ist der reziproke Wert der in Metern gemessenen Brennweite. Beispiel: Brechkraft einer Linse mit 25 cm Brennweite $= \dfrac{1}{0.25} = 4$ dpt
Diplopie:	Gleichzeitige Wahrnehmung zweier Bilder eines Objektes, da die Bilder auf nicht korrespondierende Netzhautstellen fallen. Physiologische Diplopie: Doppeltsehen von Gegenständen, die vor und hinter einem fixierten Objekt und außerhalb des Panumschen Raumes liegen
disjugiert:	gegensinnig; bei Augenbewegungen: Konvergenz- oder Divergenzbewegung
disparat:	ungleich
Dissoziation:	Unterbrechung des binokularen Sehens
Divergenzexzeß:	Stärkere Abweichung in der Ferne (bei Exophorie oder Exotropie)
Divergenzschwäche:	Stärkere Abweichung in der Ferne (bei Esophorie oder Esotropie)
Duction:	Bewegung eines Auges

EB:	Einstellbewegung
Einstellbewegung:	Bewegung eines Auges in die Primärstellung zur Fixationsaufnahme
Elevation:	Bewegung der Augen nach oben
Emmetropie:	normale Brechkraft eines Auges
entoptisch:	durch Licht erzeugtes Sichtbarwerden von Augenstrukturen
Epicanthus:	Baby- oder Mongolenfalte; Hautfalte, die sichelförmig vom Ober- zum Unterlid zieht und den nasalen Lidwinkel verschieden stark verdeckt. Verschwindet etwa bis zum 6. Lebensjahr und ist eine Ursache des Pseudostrabismus (Pseudoesotropie)

Esophorie:	latentes Innenschielen
Esotropie:	manifestes Innenschielen
essentiell:	selbständig; ohne sonstige bekannte Ursache
Euthyskop:	Spezielles Ophthalmoskop für die apparative Pleoptik nach CÜPPERS
Exklusion:	Ausschalten eines Auges vom binokularen Sehen
Exophorie:	Latentes Außenschielen
Exotropie:	Manifestes Außenschielen
Extorsion:	Drehung des Auges um die sagittale Achse, die obere Augenhälfte dreht nach temporal
exzentrisch:	nicht foveal gelegen
exzentrische Einstellung:	Es wird mit einer nicht fovealen Netzhautstelle gesehen, die Lokalisation geradeaus liegt aber noch in der Fovea
Fixation:	Monokulare Einstellung eines Auges auf das fixierte Objekt
Fixationsdisparität:	Binokularer Zustand, bei dem die Fovea des einen Auges mit einem parafovealen Punkt des anderen Auges, der noch im etwas erweiterten Panumschen Raum liegt, in Verbindung steht
Fresnel Prinzip:	Ersatz eines großen, keilförmigen Prismas durch die gewichtssparende Aneinanderreihung vieler Keilspitzen.
Fusion:	Überlagerung und Verschmelzung zweier monokular gesehener Bilder
Fusionsbreite:	Bereich, in dem die Fusion unter den beiden gegensinnigen Augenbewegungen (konvergent und divergent) aufrecht erhalten werden kann. Positive Fusionsbreite: Bewegung Richtung Konvergenz, negative Fusionsbreite: Bewegung Richtung Divergenz. Dabei wird eine Konvergenz- bzw. Divergenzbewegung der Augen induziert.
Gesichtsfeld:	Bereich der mit fixiertem Kopf und ruhigem Auge erkannt werden kann
harmonisch:	übereinstimmend; bei einer anomalen retinalen Korrespondenz entspricht der objektive dem Anomaliewinkel
Hemmungsskotom:	Gesichtsfeldausfall zur Vermeidung von Diplopie; ist meist horizontal größer als vertikal
heteronym:	ungleichnamig; gekreuzt
Heterophorie:	Latente Abweichung der beiden Sehachsen bei Dissoziation
homonym:	gleichnamig; ungekreuzt
Horopter:	Imaginäre Fläche aller Punkte, die auf korrespondierende Netzhautstellen fallen und binokulares Einfachsehen erzeugen. Läuft durch das fixierte Objekt

Horror fusionis:	Unfähigkeit, zwei unterschiedliche, kleine Lichter zu einem Licht zu verschmelzen. Die Fusion kann motorisch, aber nicht senorisch ausgeführt werden
Hyperphorie:	Latentes Schielen mit Abweichung eines Auges nach oben
Hypertropie:	Manifestes Abweichen eines Auges nach oben
Hypophorie:	Latentes Schielen mit Abweichen eines Auges nach unten
Hypotropie:	Manifestes Abweichen eines Auges nach unten
Identität:	Die exzentrische Fixationstelle und das Lokalisationszentrum der anomalen retinalen Korrespondenz entsprechen sich.
Incomitant:	Schielwinkel ist je nach Blickrichtung oder fixierendem Auge unterschiedlich groß
Infraduction:	Bewegung eines Auges nach unten
inharmonisch:	nicht übereinstimmend; bei einer anomalen retinalen Korrespondenz ist der subjektive Winkel kleiner als der objektive, aber er liegt nicht bei 0°.
Inklination:	Neigung des Brillenglases zur Gesichtsebene
intermittierend:	Zeitweilig besteht eine manifeste Abweichung (abhängig von Entfernung und Allgemeinbefinden)
Intorsion:	Drehung des Auges um die sagittale Achse, obere Augenhälfte dreht nach nasal
invers:	umgekehrt; Okklusion des amblyopen Auges
irreal:	unwirklich; am Synoptophor: Heringsches Nachbild oder Haidingersches Büschel
KdB:	Kreuzen der Bilder
kompensiert:	ausgeglichen (eine latente Abweichung ist kontrolliert)
Konfusion:	Überlagerung zweier foveolar wahrgenommener unterschiedlicher Objekte
konjugiert:	gleichsinnig; bei Augenbewegungen: Blick beider Augen in die gleiche Richtung
konsekutiv:	folgend; gegensätzliche Schielstellung, die spontan oder nach ärztlichen Maßnahmen (Brille, Prismen, Operation) auftritt; Beispiel: aus Strabismus convergens wird ein konsekutiver Strabismus divergens
konstant:	nicht wechselnd; immer der gleiche Schielwinkel
Kontraktur:	Unfähigkeit eines kontrahierten Muskels zur völligen Entspannung
Konvergenz:	Einstellung der Sehachsen auf ein nahes oder sich näherndes Objekt
Konvergenzexceß:	überschießende Konvergenz, meist durch zu starke Akkommodation ausgelöst (bei Esophorie oder -tropie)
Konvergenz- schwäche:	stärkere Abweichung in der Nähe (bei Exophorie oder Exotropie)

| Korrespondenz: | Binokularer Zustand, der die sensorische Beziehung der Netzhautstellen beider Augen beschreibt. |
| Kreuzen der Bilder: | Simultanbilder können wegen fovealer Suppression nicht zur Deckung gebracht werden. |

laevus:	links (z.B. Laevoversion)
latent:	verborgen; nur nach Dissoziation sichtbar
Lateroversion:	Seitwärtswendung beider Augen
Linsenfolien:	Leichte, zuschneidbare Kunststoffolien, die an die Brille angepreßt werden können und die wie die Prismenfolien nach dem Fresnelschen Prinzip gearbeitet sind
Lokalisation:	Zuordnung eines Gegenstandes im Raum aufgrund der Reizung einer Netzhautstelle und deren Lage zum Fixierpunkt

manifest:	offenbar; immer sichtbar; immer vorhanden
Marlow Verband:	Ununterbrochener, über mehrere Tage verordneter Okklusionsverband bei Heterophorie oder intermittierendem Strabismus divergens zur Bestimmung des maximalen Schielwinkels
Mikrostrabismus:	Einseitiges Innenschielen mit einem Winkel unter 5°, einseitiger Amblyopie, anomaler retinaler Korrespondenz und eventuell geringen binokularen Funktionen
monolateral:	einseitig
Mydriasis:	weite Pupille
Myektomie:	Ausschneidung eines Muskelstückes und/oder dessen Sehne

Nachbild:	Weiterbestehender Seheindruck eines Objektes in gleicher Farbe (positiv) und danach in der Gegenfarbe (negativ)
neutralisieren:	Ausgleich eines optischen Glases oder einer Prismenkorrektur durch gegensinnige Linsen oder Prismen
NNK:	Normale Netzhautkorrespondenz
Normale retinale Korrespondenz:	Binokularer Zustand, bei welchem die Foveae und die anderen identischen Retinastellen der Augen zusammenarbeiten und eine gemeinsame Sehrichtung haben
normosensorisch:	normale mon- und binokulare Funktionen
NRC:	Normale retinale Korrespondenz
Nystagmus:	Augenzittern; typische richtungswechselnde Augenbewegungen mit langsamen und schnellen Phasen

objektiv:	Vom Untersucher aufgrund exakter Messung bestimmt
Okklusion:	Verschließen oder Verdecken eines Auges
Orthophorie:	Keinerlei Abweichung; auch bei Fusionsunterbrechung besteht Parallelstand

| Orthoptik: | Übungsbehandlung des beidäugigen Sehens |

OSG-Prismen:	Kunststoff-Prismen, die von der Optical Science Group nach dem Fresnel Prinzip entwickelt wurden
Panumscher Raum:	Bereich in dem die Bilder, die auf leicht disparate Netzhautstellen fallen, unter räumlicher Wahrnehmung fusioniert werden können
paradox:	widersinnig; Beispiel: paradoxe Diplopie: heteronyme Diplopie bei Strabismus convergens
Paralyse:	Komplette Lähmung eines Muskels
Parese:	Teillähmung eines Muskels
Past-pointing:	Danebengreifen; tritt bei der Umwandlung einer zentralen zur exzentrischen Fixation und umgekehrt auf, wenn die Fovea den Raumwert geradeaus schon verloren, die exzentrische Stelle diesen aber noch nicht erlangt hat. Der Fixierpunkt kann dann nicht richtig lokalisiert werden und der Patient greift daneben
PD:	Pupillendistanz
Penalisation:	Medikamentös-optische Behandlungsmethode bei Amblyopie (poena = Strafe)
Perilimbusschnitt:	Bindehautschnitt in 1 mm Limbusabstand bei Strabismus-, Ablatio-, und Glaukomoperationen
Phoropter:	Gerät zur subjektiven Refraktionsbestimmung und zur Phoriemessung
Pleoptik:	Behandlungsmethode bei Amblyopie
Pleoptophor:	Behandlungsgerät bei nicht zentraler Fixation oder Amblyopie nach Bangerter
Polarisation:	Durch Filter entstehende Lichtstrahlen, die nur in einer Ebene schwingen
Projektion:	Lokalisation eines Objektes im Raum aufgrund einer Netzhautstimulation
Projektoskop:	Zur Fixationsprüfung umgewandeltes Ophthalmoskop
Pseudofovea:	Nicht foveale Netzhautstelle, die nasal liegt, mit der Fovea des anderen Auges korrespondiert und den Raumwert geradeaus hat (Situation bei harmonisch anomaler retinaler Korrespondenz). Begriff wird auch für die exzentrische Fixation verwendet.
Puppenkopfphänomen:	Passive Motilitätsprüfung; vom Untersucher ausgelöste Kopfbewegungen, die okuläre Gegenbewegungen provozieren
Primärstellung:	Augenstellung bei Fernblick geradeaus
Prisma:	Keilförmiges Glas, das einfallende Lichtstrahlen zur Basis hin ablenkt und diese in Spektralfarben zerlegt
Prismendioptrie:	Einheit für Prismen: 1 pdpt lenkt einen Lichtstrahl in 1 m um 1 cm ab
Prismenfolien:	Leichte, zuschneidbare Plastikprismen, die an die Brille angepreßt werden können und die nach dem Fresnelschen Prinzip gearbeitet sind

Pseudostrabismus: Durch Lid- oder Orbitastellung vorgetäuschtes Schielen

querdisparat: In der Horizontalen ungleich

real: wirklich; nicht entoptische Bilder

Refraktion: Brechkraft eines optischen Systems; meist Gesamtbrechkraft des menschlichen Auges gemeint

Refraktometer: Gerät zur objektiven Refraktionsbestimmung

regulär: vorschriftsmäßig, üblich; Okklusion des führenden Auges

Resektion: Ausschneidung eines Augenmuskelstückes und/oder dessen Sehne

Rekoss-Scheibe: Scheibe mit Linsen verschiedener Stärke zum Refraktionsausgleich im Ophthalmoskop

Rückdrehreflex: Versuch, durch Muskelanspannung einen sensorisch gefestigten Schielwinkel während des Prismenausgleichs zu erhalten

Rücklagerung: Verlagerung des Sehnen- oder Muskelansatzes vom ursprünglichen Ansatz weg

Sagittalachse des Auges: Verbindungslinie zwischen der Mitte der Hornhaut und der Mitte des hinteren Augenpoles

Schielkapsel: Gummi- oder Kunststoffkapsel, die an der Brille befestigt wird.

Schielwinkel: Winkel zwischen den Achsen der Blicklinien beider Augen

Schonhaltung: Nicht- oder nur eingeschränkter Gebrauch eines operierten Muskels in den ersten Tagen nach der Operation.

Sehschärfe: Auflösungsvermögen des Auges; Fähigkeit, zwei sehr nahe Punkte noch getrennt zu sehen

Sekundär: Schielstellung (meist Divergenz; bei kleinen Kindern Konvergenz) nach hochgradigem Sehverlust

Sekundärstellung: Augenstellung bei Blick nach rechts, links, oben oder unten

Sensomotorisch: enge Kopplung zwischen Sensorik und Motorik

SFP: Simultane, foveale Perzeption; gleichzeitige Wahrnehmung und Überlagerung von fovealen, 1° großen Bildern.

Sichtokklusiv: Okklusiv, das noch einen Seheindruck des okkludierten Auges beläßt (Bangerter Einschleichfolien)

Simultansehen: Fähigkeit, zwei unterschiedliche Bilder gleichzeitig wahrzunehmen.

Skiaskopie: Schattenprobe zur objektiven Refraktionsbestimmung

SMP: Simultane makuläre Perzeption; gleichzeitige Wahrnehmung und Überlagerung von makulären, 3°–5° großen Bildern.

Spätschielen:	Strabismus, der erst auftritt, wenn die normale mon- und binokulare Entwicklung fast oder schon vollständig abgeschlossen ist
SPP:	Simultane, paramakuläre Perzeption; gleichzeitige Wahrnehmung und Überlagerung von paramakulären, über 5° großen Bildern
Sprungkonvergenz:	Übung, die Konvergenz plötzlich und nahe vor dem Auge auszuführen
Stereoskopisches Sehen:	Binokulare Tiefenwahrnehmung durch gering disparate Bilder
Strabismus:	Schielen; Abweichung einer Sehachse aus der Normallage, in der sie durch Fusion und Muskelanspannung gehalten wird
Strangfixation:	Strabismus fixus; fibröse Veränderung eines Augenmuskels (meist Rectus internus)
subjektiv:	Vom Patienten angegeben bzw. gesehen
Suppression:	zentrale Unterdrückung im Bereich einer Netzhautstelle
Supraduktion:	Bewegung eines Auges nach oben
Sursoadduktion:	Abweichung eines Auges nach nasal oben bei Abduktion des anderen Auges; Ursache: Überfunktion des Musculus obliquus inferior oder Unterfunktion des Musculus obliquus superior
Sursumversion:	Bewegung der Augen nach oben
Synoptophor:	Untersuchungs- und Behandlungsgerät der Orthoptik
Tenotomie:	Sehnendurchschneidung eines Augenmuskels, erstmals von Dieffenbach 1839 ausgeführt
Tertiärstellung:	Augenstellung bei Blick nach rechts oben oder rechts unten oder bei Blick nach links oben oder links unten
Traktionstest:	Prüfung der passiven Beweglichkeit eines Augenmuskels mit der Pinzette durch Zug am Limbus
Trennschwierigkeiten:	Unfähigkeit, einzelne, eng nebeneinanderstehende Zeichen nacheinander zu lesen, aufgrund von kleinen parazentralen Skotomen.
Vergenz:	Bewegung beider Augen in entgegengesetzten Richtungen
Vernebelung:	Anwendung starker, sphärischer Plusgläser oder Sichtokklusive statt Okklusion zur Erhaltung eines gewissen binokularen Seheindruckes bei der monokularen Sehschärfenprüfung von Nystagmuspatienten
Verrollung:	Drehung eines Auges um seine sagittale Achse
Version:	Beidäugige Bewegung
Vertikaldifferenz:	Höher- oder Tieferstand eines Auges
Vertikalprisma:	Prisma mit Basis oben oder unten zur Verlagerung des Seheindruckes nach unten oder oben

Visuskop:	Zur Fixationsprüfung umgebautes Ophthalmoskop
V-Phänomen:	Relative Divergenzstellung bei Blick nach oben mit relativer Konvergenzstellung bei Blick nach unten
Wafer-Prisma:	Waffelprisma; starres, in einem Ring gefaßtes Kunststoffprisma, das nach dem Fresnel-Prinzip aufgebaut ist
X-Phänomen:	Relative Divergenzstellung bei Blick nach oben und nach unten
Y-Phänomen:	Relative Divergenzstellung bei Blick nach oben
λ-Phänomen:	Relative Divergenzstellung bei Blick nach unten
Zentrierung:	Übereinstimmung des Pupillenzentrums mit der optischen Mitte des Brillenglases bei Blick geradeaus
Zwangshaltung:	Kopfhaltung, die wegen einer Muskelschädigung, einer Nystagmusberuhigung oder aus nicht okulären Ursachen eingenommen wird.

Für Notizen

Für Notizen

Für Notizen

37. Literatur

ADELSTEIN, F.: Möglichkeiten einer erfolgreichen Amblyopietherapie trotz organischer Fundusveränderungen. Arbeitskreis Schielbehandlung **5**, 83–90 (1973).

ADELSTEIN, F., CÜPPERS, C.: Zum Problem der echten und der scheinbaren Abducenslähmung (Das sogenannte „Blockierungssyndrom"). In: Augenmuskellähmungen. Bücherei des Augenarztes, Heft 46, S. 271–278. Stuttgart: Enke 1966.

ADELSTEIN, F., CÜPPERS, C.: Probleme der operativen Schielbehandlung. Ber. dtsch. ophthal. Ges. **69**, 580–593 (1969).

ANDERSON, J.R.: Causes and treatment of congenital eccentric nystagmus. Brit. J. Ophthal. **37**, 267–281 (1953).

ARRUGA, A.: The use of space diagnostic methods and of prismotherapy in the treatment of sensory alterations of convergent squint. Transact. I. int. congr. orthopt., p. 62–75. London: Kimpton 1968.

AULHORN, E., KREUZER, W.: Phase difference haploscopy for investigation of strabismus. Strab. Symp. Gießen 1966, S. 245–251. Basel: Karger 1968.

AUST, W.: Pleoptik und Orthoptik. 2. Aufl. Basel: Karger 1973.

AUST, W., WELGE-LÜSSEN, L.: Prä- und postoperative Schielwinkeländerungen nach längerem präoperativen prismatischen Schielwinkelausgleich. Klin. Mbl. Augenheilk. **155**, 494–503 (1969).

BAGOLINI, B.: Diagnostic et possibilité de traitement de l'état sensoriel du strabisme concomitant avec des instruments peu dissociants. Ann. Oculist. (Paris) **194**, 236–258 (1961).

BANGERTER, A.: Die Okklusion in der Pleoptik und Orthoptik. Klin. Mbl. Augenheilk. **136**, 305–331 (1960).

BÉRARD, P.V.: Prisms: Their therapeutic use in strabismus. Strab. Symp. Gießen 1966, S. 339–344. Basel: Karger, 1968.

BÉRARD, P.V., CARLOTTI, PAYAN-PAPERA: Les traitements orthoptiques dans l'espace des correspondances rétiniennes anormales. Bull. Soc. Ophtal. Paris 750–771 (1965).

CÜPPERS, C.: Grenzen und Möglichkeiten der pleoptischen Therapie. In: Schielen. Bücherei des Augenarztes, H. 38, S. 1–68. Stuttgart: Enke 1961.

CÜPPERS, C.: Die Penalisation. Arbeitskreis Schielbehandlung **3**, 126–131 (1971).

CÜPPERS, C.: Korrektur der Horizontalabweichung. Arbeitskreis Schielbehandlung **5**, 11–19 (1973a).

Cüppers, C.: Operationsindikationen. In: Freigang, M.: Organisation der Schielpraxis. Arbeitskreis Praxisorganisation **1**, 122–151 (1973b).

Decker, W. de: Zur Chirurgie der Muskelhüllen. Klin. Mbl. Augenheilk. **160**, 641–648 (1972).

Decker, W. de, Holzki, U., Lauber, U.: Behandlung der anomalen Korrespondenz durch artifizielle Sekundärdivergenz. Ophthalmologica **157**, 142–153 (1969).

Deller, M., Brack, B.: Ein neuer Weg zur Therapie der Schielamblyopie mit exzentrischer Fixation. Klin. Mbl. Augenheilk. **160**, 694–699 (1972).

Friemel, E.: Die operative Therapie des Strabismus divergens. Klin. Mbl. Augenheilk. **159**, 96–97 (1971).

Gobin, M. H.: Anteroposition of the inferior oblique muscle in V-Esotropia. Ophthalmologica **148**, 325–341 (1964).

Holland, G.: Schieloperationen. X. Essener Fortbildung für Augenärzte 18.–22. 2. 1974.

Kestenbaum, A.: Nouvelle opération du nystagmus. Bull. Soc. Ophtal. Paris 599–602 (1953).

Krüger, K. E.: Physiologische und methodische Grundlagen der Pleoptik und Orthoptik. 2. Aufl. Leipzig: Thieme 1972.

Lang, J.: Strabismus. Diagnostik, Schielformen, Therapie. Bern: Huber 1971.

Lang, J.: Mikrostrabismus. Bücherei des Augenarztes, Heft 62. Stuttgart: Enke 1973.

Oppel, O.: Über die Entwicklung der Sehschärfe bei Kindern im Vorschulalter. Klin. Mbl. Augenheilk. **145**, 358–371 (1964).

Pfandl, E.: Ein neuer Weg zur Verhinderung der Ausbildung einer anomalen retinalen Korrespondenz bei Strabismus convergens concomitans. XVIII. Conc. Ophthal. Brüssel 1958. Vol. I, 202–203 (1959).

Pietruschka, G.: Kombinierte Myektomie und Rücklagerung bei Strabismus convergens. Proc. XX. Int. Congr. Ophthal. München 1966, S. 621–626 (1967).

Pigassou, R., Garipuy, J.: Traitement de la fixation excentrique par le port d'un prisme et l'occlusion. Bull. Soc. Franc. Ophtal. **79**, 367 (1966).

Pigassou-Albouy, R., Garipuy, J.: Traitement du strabisme dans l'espace libre. Arch. Ophtal. (Paris) **26**, 445–458 (1966).

Piper, H. F.: Verlagerte Muskelansätze als eine Ursache des Schrägschielens (und ihre operative Korrektur). Ver. Rhein.-Westf. Augenärzte **109**, 86–90 (1964).

Schäfer, W. D.: Die Bifokalbrille in der Schielbehandlung. Klin. Mbl. Augenheilk. **165**, 915–920 (1974).

Schäfer, W. D.: Untersuchungen zum konsekutiven Strabismus divergens nach Operationen. 74. Tagung dtsch. ophthal. Ges., Essen 21.–24. 9. 1975

Schäfer, W. D., Kellermann, A.: Untersuchungen zur Operationsdosierung bei Strabismus convergens. Albrecht v. Graefes Arch. Ophthal. **198**, 207–215 (1976)

Schäfer, W. D., Sauerland, H. J.: Beobachtungen nach Atropin-Langzeitverordnung. Klin. Mbl. Augenheilk. **168**, 421–423 (1976)

SCHÄFER, W. D., WEALE, R. A.: The influence of age and retinal illumination on the pupillary near reflex. Vision Res. **10**, 179–191 (1970)
WELGE-LÜSSEN, L., BOCK, D.: Erfahrungen mit der Prismenbehandlung bei kleinem Schielwinkel. Klin. Mbl. Augenheilk. **159**, 60–66 (1971)

W. Leydhecker: **Glaukom.** Ein Handbuch. 2. völlig neubearbeitete Auflage. 36 Abbildungen. XXVI, 868 Seiten. 1973. Gebunden DM 296,–; US $121.40 ISBN 3-540-06346-3

W. Leydhecker: **Grundriß der Augenheilkunde.** Mit einem Repetitorium und einer Sammlung von Examensfragen für Studenten. Begründet von F. Schieck. Fortgeführt von E. Engelking. 18. neubearbeitete Auflage von W. Leydhekker. 291 Abbildungen, zum Teil farbig, in 363 Einzeldarstellungen. VI, 277 Seiten. 1975. DM 42,–; US $17.30 ISBN 3-540-06760-4

G. T. W. Cashell, I. M. Durran: **Grundriß der Orthoptik**. Übersetzt von S. Mattheus. Mit einem Geleitwort von W. Jaeger. 36 Abbildungen. XI, 171 Seiten. 1969. Gebunden DM 38,–; US $15.60   ISBN 3-540-04435-3

E. Walser: **Plastische Chirurgie am Auge.** 286 Abbildungen. VIII, 258 Seiten. 1958. Gebunden DM 96,–; US $39.40   ISBN 3-8070-0245-6. (Verlag J. F. Bergmann, München)

G. Eisner: **Biomicroscopy of the Peripheral Fundus.** An Atlas and Textbook. Foreword by H. Goldmann. Drawings by W. Hess. 121 partly colored figures. XI, 191 pages. 1973. Cloth DM 128,–; US $52.50   ISBN 3-540-06374-9

Distribution rights for Japan: Maruzen Co. Ltd., Tokyo

Preisänderungen vorbehalten

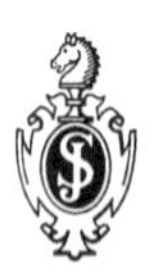

Springer-Verlag
Berlin   Heidelberg   New York